査読者が教える

医学論文のための
研究デザインと
統計解析

●著 森本 剛

中山書店

● はじめに──本書の目的 ●

　本書は，筆者が10年以上継続して開催してきた臨床研究ワークショップにおける講義内容を整理したものである．この臨床研究ワークショップでは，個人で実施しようが多施設共同で実施しようが，少なくともインパクトファクターが数点以上ある国際的な学術誌に掲載される，科学的かつ診療に役立つ臨床研究を実施するために，「最低限」必要な知識と技能を参加者に伝えることを目標にしてきた．そのために，様々な講師が入れ替わり立ち替わり自分の得意分野をオムニバスに講義するスタイルとは異なり，最初の研究デザインから研究運営，データマネジメント，統計解析，論文執筆まで一貫して講義と実習を筆者が1人で担当した．全体として「疫学・統計学を学んだことがない医療従事者が，科学的な臨床研究を発表するための基礎的スキルを身につける」という旋律が常に根底に流れるようにしてきたつもりである．

　臨床研究は耳学問ではなく実践活動であり，実際に手を動かす（その結果，頭を回転させる，足で稼ぐ，汗をかく）ことが必要である．したがって筆者の臨床研究ワークショップでも，講義時間の数倍の時間をハンズオンやディスカッション，課題作成などの実技に充てている．参加型で臨床研究の実践をシミュレーションするようなワークショップである．そのため，講義では幹となる基本的な考え方を中心に解説し，実習時間にその背景などを自ら理解するように仕組んではいるが，残念ながら時間の都合上，伝え切れないことや未消化となることも少なくなかった．またワークショップ参加者から「教科書はありませんか」と問われることも多く，それらのギャップを埋めるために，ワークショップ中の講義部分をまとめ加筆したものが本書である．

　手にとってわかるとおり，臨床疫学や生物統計学の成書とは異なり，決して包括的ではない．また他書の多くに記載してあるにもかかわらず本書では扱っていない項目もある．除外した理由には，難易度の問題以外にも，大多数の臨床研究ではあまり使われない内容であったり，文面だけでは真意が伝えられず誤った解析を誘導する恐れがある内容である等が挙げられる．

はじめに——本書の目的

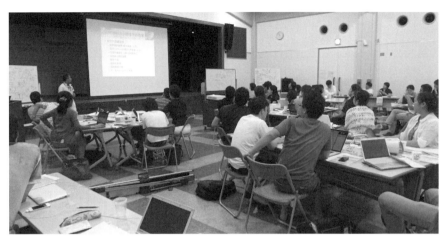

臨床研究ワークショップ風景

　臨床研究は1つとして同じものはない．それは診療の習得と同じである．臨床力を身につけるには，書籍で学習するだけではなく，1例1例症例ベースで「なぜそういう検査を行ったのか」「なぜこの診断を付けたのか」「なぜこのような治療をしたのか」というロジックを身につけ，実際の診療行為を実践する必要がある．臨床研究においても同じ考え方が必要になる．

　本書を臨床研究開始の入口・きっかけとし，同時に実践を通じてきちんと学習していただきたい．

森本　剛

● 本書の利用法 ●

　本書はどこから読んでいただいても構いません．興味のあるところ——統計だけ，研究デザインだけ，研究計画書だけ，でも構いません．今自分が知りたいところはモチベーションになります．

　「はじめに」にも記載しましたが，本書は他の書籍とは異なり，臨床研究を企画段階から論文に発表するまでを通して実践できるようになるために，それぞれのパーツがお互いにどのように影響し合っているかが理解できるように執筆しました．ですから，既に知っている内容でも改めて目を通すことは役に立つと思います．とくにこれから研究を始めようとする人は，一度は最初から通して読まれるとよいでしょう．そのために本書の章立ては，研究デザインからではなく，基礎的な統計解析から始めました．統計解析を誰かに依頼するとしても，ある程度統計解析の背景にある基礎的な事項を知ったうえで，研究デザインを立てることが重要であると考えています．そうすることで，測定が困難で解析しにくい変数を，もっと解析しやすく，測定が容易な別の変数に置き換えて研究デザインを組むことなどに繋がります．

　また，臨床研究ワークショップでよく質問される事項は，本書の目的やレベルを超えるようであっても，コラムとしてできるだけわかりやすく記載しています．臨床研究論文の作成に当たっては，拙著『査読者が教える 採用される医学論文の書き方』（中山書店）も参考にしていただけるとよいと思います．

　最後にお願いです．いくらたくさんの手術の本を読んでも，手術ができるようにはなりません．手術ができるようになるには，書籍で勉強することも重要ですが，実技である以上，手術がきちんとできる人から実践を通じて学ぶことが必須です．臨床研究も手術と同様で，最初はぜひ臨床研究に慣れた人と一緒に臨床研究を始めてください．この本はその際におけるガイドとなるでしょう．

● 目　次 ●

はじめに——本書の目的 …………………………………………………… iii
本書の利用法 ……………………………………………………………………… v

1 章　臨床研究と統計解析 …………………………………………… 1
　1.1　臨床研究と統計解析　　1
　1.2　統計解析ソフトウェアについて　　4

2 章　これだけは覚えておきたい統計基礎 ………………… 6
　2.1　変数とは　　7
　　（1）連続変数　　9
　　（2）順序変数　　13
　　（3）名義変数　　13
　　（4）2 元変数　　14
　2.2　標準偏差と標準誤差　　16
　2.3　統計解析の原則　　20
　2.4　ダミーコード化　　23

3 章　データ収集とデータクリーニング …………………… 30
　3.1　データセットの作成　　30
　3.2　欠損（欠測）値の扱い方　　38
　3.3　データクリーニング　　40
　3.4　入力規則　　42

4 章　臨床研究で使われる統計基礎 ………………………… 53
　4.0　推定とは　　53
　4.1　検定とは　　54
　4.2　検定の根本的な考え方　　55
　4.3　t 検定　　59
　4.4　χ^2 検定　　64

4.5　もう一度ここで推定　68
　　4.6　検定・推定結果を臨床的に評価する　72
　　4.7　交絡因子　74
　　4.8　多変量モデル（多変量解析）　78

5章　臨床研究のデザインのしかた　84
　　5.1　研究デザインの概念　85
　　　（1）横断研究　86
　　　（2）コホート研究　88
　　　（3）ランダム化比較対照試験（RCT）　91
　　　（4）症例対照研究　96
　　5.2　研究デザインの選択　98
　　5.3　判定・評価の重要性　101
　　5.4　判定・評価の信頼性・妥当性　102
　　5.5　評価のタイミング　104
　　5.6　研究デザインのまとめ　108

6章　研究計画書（プロトコル）作成　111
　　6.1　なぜ研究計画書（プロトコル）か？　112
　　6.2　研究計画書（プロトコル）に必要な要素　115
　　　（1）概要　118
　　　（2）目的・背景　120
　　　（3）研究デザイン　120
　　　（4）適格基準　121
　　　（5）説明と同意　122
　　　（6）採用手続きと割り付け　125
　　　（7）アウトカムの評価　126
　　　（8）有害事象の評価・報告　127
　　　（9）観察項目とスケジュール　128
　　　（10）研究費・COI　129
　　　（11）研究組織　131
　　　（12）各種委員会　132
　　6.3　研究計画書（プロトコル）作成の要点　132

7章　論文化に向けて ……………………………………………… 135
  7.1　標本患者集団を明確に　135
  7.2　図表の選び方　139

Topic　マーカー研究と診断特性 ……………………………………… 144
  1. マーカー研究　144
  2. 診断特性　146
  3. ROC 曲線　150
  4. 選別点（カットオフポイント）の設定　152
  5. マーカー研究のデザイン　154

おわりに ……………………………………………………………………… 159
索引 …………………………………………………………………………… 161

Column

統計解析ソフトウェアの操作による変数の扱い方　27
個人データの扱いにはくれぐれも注意を　31
データ入力時は半角英数でセッティングを　36
欠損（欠測）値の取り扱い　39
普段の診療の質を上げましょう！　51
両側検定と片側検定の違い　61
オッズ比とハザード比　72
多重比較　80
傾向スコア（Propensity score）を用いた解析　83
生存解析　90
サンプルサイズ計算　93
非劣性試験　95
研究期間は3年くらいを目安に　108
ケースシリーズ・症例報告　110
臨床研究をきちんと行うと測定装置のエラーもわかる？　134
Table 1　139
サブグループ解析　143

1 臨床研究と統計解析

1.1 臨床研究と統計解析

　世界中で多くの臨床医が臨床研究を実施しているが，その多くの臨床医が医学教育の中で，また忙しい臨床の現場で，基本的な統計学の理論やその正しい利用方法を学ぶことは極めて少ない．最近は，多くの簡便な統計解析ソフトウェアが出ており，パソコンを使えば簡単に統計解析結果が出てくるので，きちんとした理論を知らなくても，一見形の整った臨床研究論文が書けてしまう．しかし，患者の生命予後に影響を与える臨床研究においては，使用した統計解析手法の背景には何があるのかをきちんと理解しておくべきだと，筆者は考える．例えば心エコーを行うのに，心臓の解剖図も電気生理も知らずに胸部に探触子を当てたところで意味がない．ちゃんと心臓の解剖やメカニズムがわかった人が適切な部位で，適切な動きを測定するからこそ，検査が成り立つ．もしアーチファクトがあったとしても，それにきちんと気付くことができるのである．臨床研究における統計解析も全く同じであり，まずは原理原則を理解し，また統計解析の前提条件を満たしたうえで統計解析を行わなければ，単なるコンピュータゲームになってしまう．

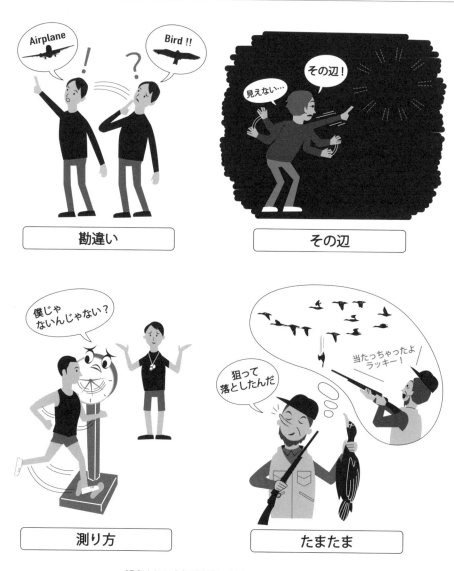

観察された事象が真実から外れる4つのパターン

そもそも，目の前で観察された事象が，普遍性のある真実かどうかはわからない．臨床研究で，観察された事象が真実から外れる要因には「勘違い（違うものを見ている）」「その辺（いい加減な推定）」「測り方（の誤り）」「たまたま（偶然）」の4つのパターンがある．

① 勘違い 「あっ，飛行機だ！ いや？ 鳥か」——飛行機と鳥を見間違える．大きな勘違い．
② その辺 見通しが悪い中で「だいたいその辺だろう」と判断してしまう．大ざっぱな推定で済ませてしまう．
③ 測り方 陸上ランナーの記録を体重計で測ろうとする．根本的に測り方が間違っている．
④ たまたま たくさんの野鳥の群れに向けて鉄砲をバーンと撃って，たまたま1羽に当たったにもかかわらず「狙って鳥を落としました」と報告する．

これらの事例は，真実とは全くかけ離れているのであって，馬鹿馬鹿しいと思われる方も多いであろうが，実は臨床研究では同様の事例が多いのである．

例えば，上記①〜④事例では，真実に近づくためにどうすればいいかと言うと，

① 飛行機と鳥を区別するために，速度と高度を測定して判別する．
② 「その辺」という大ざっぱな推定を改善するには，レーダーを利用して，より正確に見つける．
② 陸上ランナーの記録は時計（ストップウォッチ）を用いて測定する．
③ 「たまたま」が，どれくらいの割合で発生するのかを計算から求める．

という作業が必要になる．

臨床研究のデザインや解析に慣れていないと，「勘違い」と「たまたま」をミックスするような研究をして論文を執筆することになり，その結果「イタイ研究」「イタイ論文」となってしまう．

論文誌にはいろいろあるが，一流の論文誌に掲載されるのは質の高い臨床研究でも実はごく一部である．その限られた一流誌に載った論文ですら，「勘違い」や「たまたま」から完全には逃れられない．すなわち，どれだけ完璧な研究を行ったところで「勘違い」と「たまたま」を完全に排除することはできない．一流誌の論文にはLimitationにその旨記されている（Limitationについては拙著『査読者が教える採用される医学論文の書き方』p.36をご参照いただきたい）．しかし，観察結果から「勘違い」と「たまたま」を差し引いた残りの「おそらく真実だろうというも

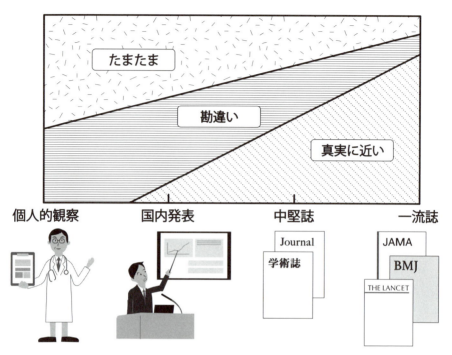

個人的観察の段階では「たまたま」や「勘違い」がほとんどだが，国内発表，中堅誌の論文と，レベルが進むにつれてだんだん「たまたま」「勘違い」が減っていき，一流誌に載る論文になるとその多くは真実に近い内容が占めている

の」の割合は一流誌ほど多い．われわれが臨床研究でやるべき作業は，真実にできるだけ近いモノを見つけ出すことである．「勘違い」と「たまたま」を減らし，「真実に近い」モノが多い状態にする．そのために適切に研究をデザインし，適切な統計解析を使って解析するのである．

研究において「勘違い」を最小限にするのが研究デザインであり，「たまたま」がどれくらい含まれているのかを計算するのが統計学であるとも言える．

1.2 統計解析ソフトウェアについて

本書では特定の統計解析ソフトウェアとは無関係の解説を心掛ける．

読者の皆さんは，SPSS, SAS, JMP, R 等，どの統計解析ソフトウェアを使っ

ても構わない．統計解析ソフトウェア選びは自動車を選ぶようなもので，プリウスでも，ノートでも，フィットでも，何でもよい．大事なのは車の種類ではなく，自動車の動かし方と交通ルールを知っていることである．極端な例を挙げると，小学生にオートマチック車のエンジンのかけ方と，ギア，アクセル，ブレーキを教えたら運転できてしまう．しかし交通ルールを知らない小学生に車を運転させたら危険極まりない．それと同じことで，統計解析ソフトウェアもきちんと使い方やルール，ルールの背景にある理由を知っておかなければならない．

2 これだけは覚えておきたい統計基礎

　私が勝手に，医学統計の世界で3大宗教と呼んでいるものがある．初心者が「とにかくやってしまうベスト3」である．

連続変数教：とにかく何でも連続変数として処理する
平均値±SE教：とにかく何でも平均値とSE（標準誤差）で示す（基礎実験を経験されていた方に多い）
多変量解析教：とにかく多変量解析を行った結果が正しいと考える

これら3つの手法を駆使して，データに何らかの関係性があることを示すのはたやすい．しかし，それを臨床にフィードバックするときにきちんと意味づけられる人は少ない．
　本章では，本書で統計を理解するための必要最小限の知識として，変数の種類とその表現方法について解説する．

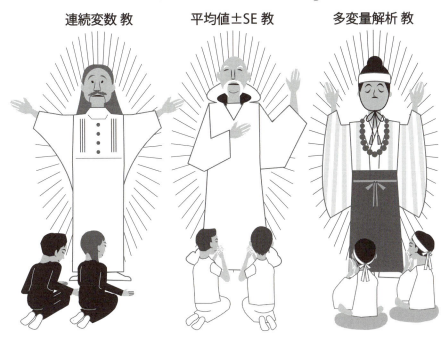

初心者がとにかくやってしまうベスト3

2.1 変数とは

　図2.1 はある論文から持って来た表（Table）である．見ての通り，すべて数字で表されている．患者によって変わる数字，すなわち変数である．臨床研究では基本的には数値になったデータ，つまり変数を扱う．したがって解析のときだけでなくデザインの段階から，変数を常に意識しておくことが大切である．

　変数には，大きく分けて，（1）連続変数，（2）順序変数，（3）名義変数，（4）2元変数の4種類がある（表2.1）．本節ではこの4つそれぞれの特徴について解説したい．

Table 1. Patient, Lesion, and Procedural Characteristics			
	Everolimus-Eluting Stent N=1597	Sirolimus-Eluting Stent N=1600	P
Patient characteristics			
Age, y	68.9±9.7	69.3±9.6	0.33
Age ≥75 y, n (%)	494 (31)	509 (32)	0.59
Male sex, n (%)	1238 (78)	1217 (76)	0.33
Body mass index	24.2±3.6 (1580)	24.3±3.5 (1586)	0.5
Coexisting condition, n (%)			
Hypertension	1269 (79)	1290 (81)	0.41
Diabetes mellitus	726 (45)	713 (45)	0.61
Insulin-treated diabetes	175 (11)	163 (10)	0.48
Treated with oral medication only	353 (22)	381 (24)	0.25
Treated with diet therapy only	198 (12)	169 (11)	0.1
Dyslipidemia	1189 (74)	1204 (75)	0.6
ESRD (eGFR<30 mL/min per 1.73 m^2) not on hemodialysis	33 (2.1)	39 (2.4)	0.48
Hemodialysis	93 (5.8)	80 (5.0)	0.3
Atrial fibrillation	110 (6.9)	123 (7.7)	0.38
Anemia (hemoglobin <11.0 g/dL)	198 (12)	206 (13)	0.69
Chronic obstructive pulmonary disease	44 (2.8)	30 (1.9)	0.1
Malignancy	100 (6.3)	112 (7.0)	0.4
Cardiac risk factor, n (%)			
Current smoker	332 (21)	326 (20)	0.77
Family history of coronary artery disease	253/1375 (18)	262/1365 (19)	0.59
Previous myocardial infarction	471 (29)	496 (31)	0.35
Previous stroke	180 (11)	162 (10)	0.29
Heart failure	209 (13)	207 (13)	0.9
Peripheral vascular disease	143 (9.0)	137 (8.6)	0.7
Previous percutaneous coronary intervention	757 (47)	811 (51)	0.06
Previous coronary artery bypass grafting	6 (3.9)	99 (6.2)	0.003

(Kimura T et al. *Circulation*. 2012;126:1225-1236)

図2.1 ある論文のTable

表2.1 変数の種類

種類	長所	短所
連続変数	統計学的な検出力は最大 事象を鋭敏に検出できる	欠損値が発生しやすい
順序変数	事象を比較的鋭敏に検出できる	〃
名義変数	臨床的にわかりやすい 数字では表現できない事象が表現できる	そのままでは統計処理ができない
2元変数	欠損値を少なくできる 解析結果の解釈が容易である	鋭敏さに欠ける

(1) 連続変数

臨床現場における多くのデータは連続変数である．身長や体重，BMI，血圧から始まり，血液検査の項目もすべて連続変数である．また「時間」も連続変数であるがゆえに，「何でも連続変数として扱ってしまう」初心者（連続変数教）が多いのもうなずける．

統計学的な検出力は，事象を鋭敏に表現する連続変数がいちばん大きい．一方で連続変数を分割したり，群分けしたりして，情報量を減らせば減らすほど検出力が小さくなる．ただし，「関連性を見る」という点において検出力が大きく，より低い p 値を出すことができるが（「p 値」に関しては 4.1 節「検定とは」〈p.54〉参照），逆に臨床的な意味づけをすることが難しいことも多い．例えば，年齢 1 歳あたりのリスク比が 1.002 で有意だとしても（「有意」に関しても 4.1 節「検定とは」〈p.54〉参照），それをどのように診療に結びつけるか，という解釈は困難である．実際に連続変数を使って出した結果については，理解のしやすさやメッセージの伝わりやすさを踏まえる必要がある．

連続変数は欠損値が発生しやすいことが欠点である．また連続変数を扱うときは，常に分布を確認することが大切であり（図 2.2），分布の形はデータによって様々で，分布によって解析方法も異なってくる．図 2.2 ① のように真ん中を中心にほぼ左右対称のお椀をひっくり返した形（正規分布）になっているものもあれば，図 2.2 ② のように右側に長く尾を引く分布になっている場合もある．入院日数などは，5 日目くらいにピークがあって，そこから右へなだらかに長く下りて行くカーブを描く．ちなみに左側に長く尾を引くような分布は，臨床研究ではあまり見掛けない．それから夫婦岩のように大きな山からちょっと離れたところにピョンと山ができているグラフもある（図 2.2 ③）．教育データなどで見かける．

図 2.2 ① の分布は平均値（mean）と中央値（median）がほぼ一緒だと判断できる（図 2.3 ①）．中央値とは全データを大きい順（小さい順でも構わない）に並べ，ちょうど真ん中（50% の位置）にある値を指す．標本数を n として，標本数が奇数ならちょうど真ん中 $\left(\dfrac{n+1}{2}\right)$ となる値をとればよく，偶数ならば真ん中の 2 つ $\left(\dfrac{n}{2} と \dfrac{n}{2}+1\right)$ の平均値となる．平均値と中央値が同じならば，分布を代表する値（代表値）は平均値であるとして問題ない．

一方で図 2.3 ② のグラフは平均値と中央値が離れているように見える．左右対

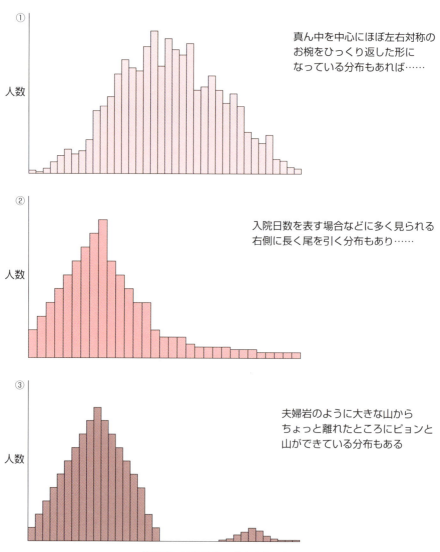

図 2.2 連続変数の分布あれこれ

称ではない偏った分布で，平均値が片方（この場合は右）に引っ張られ，分布の中で中心的な値から外れている．このような分布を代表する値（代表値）には，中央値のほうがふさわしい．なお最頻値（mode, 分布の山の最も高いところの値）はほとんどの臨床研究では使われない．集計をすることが目的とはならないからと考えられる．

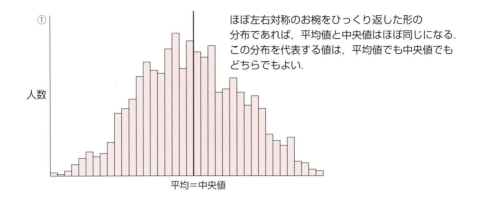

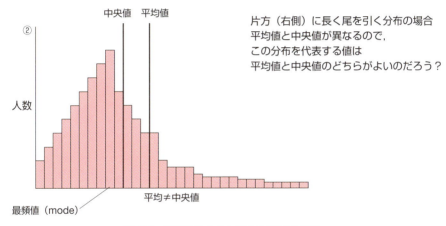

図 2.3　連続変数の分布による代表値の違い

　図 2.3 ② のような右に長い分布は，年収の分布も有名である．横軸が年収で縦軸がその人数としてヒストグラムを描くと，少人数だけれども，大多数の人から桁外れに高収入の人が右に長く存在するため，その人たちに引っ張られて平均値も山の高いところから右へずれる．したがって年収の全体の平均値を提示されても，大多数の人がピンとこないのは当然で，多くの人（山の高いところ）は平均値よりもずっと左に位置しているからである．

　平均値±SD（標準偏差，2.2節「標準偏差と標準誤差」〈p.16〉参照）で表せるのは，平均値と中央値がほぼ一致し，お椀を逆さにしたような形の分布（正規分布）をとるデータが原則である．図 2.3 ② のような「平均値≠中央値」のデータ

では，平均値±SDはこの分布を表現したことにはならない．この場合中央値と四分位（最大値－最小値）で表現する．

四分位（四分値）とは全データを大きい順（小さい順でも構わない）に並べたときに，先頭から25%と75%の順番に相当する値である（中央値は50%）．

このように分布の形を見たときに，まず，その分布を代表する値は平均値か中央値のどちらがふさわしいかを考えねばならない．そして平均値だったら「平均値±SD」で，中央値は「中央値と四分位（最大値－最小値）」でそれぞれ表す．

中央値は，標本の分布によらず常にデータの真ん中を提示し，外れ値[*1]の影響を受けにくいメリットがある．分布が正規分布のときにも，中央値は平均値とほぼ一致するので，堅牢性が高く，分布によらず連続変数はすべて中央値で表現する研究者も存在する．一方で，統計解析は平均値や正規性を前提とするものが多く，注意してその先の解析を行わないと乖離が生じることがある[*2]．

連続変数を扱う際の注意点として，欠損値がどれくらいあるかを常にチェックすることが挙げられる．欠損値の扱いについては改めて説明する（3.2節「欠損（欠測）値の扱い方」〈p.38〉参照）が，少なくとも欠損値を気にすることなく統計解析ソフトウェアに放り込んではいけない．欠損値が出にくくなるような研究デザインが最も重要である．また，欠損値が発生して解析に支障がある連続変数のデータを，2元変数に変換することで解析可能なデータに戻すことも可能となる．

例えば，心不全の有無を変数にするために心エコーによる左室駆出率を利用する場合，心エコーを実施していないとその変数が欠損となる．しかし，日常診療では心不全の疑いがある患者に対して心エコーを行うため，左室駆出率が欠損＝心不全の疑いがない，と判断できる．そこで左室駆出率の代わりに心不全の有無を変数（2元変数）にすることで，左室駆出率に欠損値があるものは「心不全なし」と評価し，左室駆出率が低い患者だけを「心不全あり」とする変数を用いると，欠損値なしで解析が行える．

[*1] 外れ値とは，標本集団から大きく離れた値のことであり，ほとんどが正常の腎機能を有する集団において，人工透析を行っている患者のクレアチニン値などが該当する．

[*2] 分布が正規であるかを検定する手法（例：Shapiro-Wilk test）がある．しかし標本数が多ければ検出力が高くなり，ほぼ正規と考えられるような分布でも，標本数が大きいために正規性を棄却（正規ではない）と判定してしまう．したがって，多くの場合正規性の検定は不要であり，データの性質を勘案し分布をていねいに見ることで判断するべきである．

2.1 変数とは

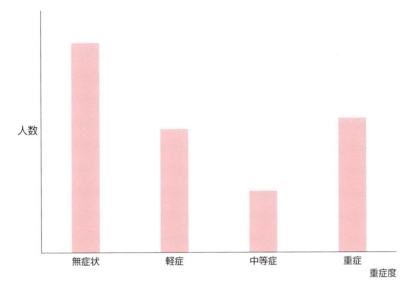

図 2.4 順序変数の例

(2) 順序変数

順序変数は，例えば疾病の重症度で，無症状，軽症，中等症，重症のように，順番に大小関係はあるけれども，その高低が非定量的な場合に用いられる（図2.4）．無症状を 0，軽症を 1，中等症を 2，重症を 3 というふうに数値化することはできるが，軽症は必ずしも中等症の $\frac{1}{2}$ ではないし，重症が軽症の 3 倍重いのかというと，そうではない．

順序変数のメリットは，後述の 2 元変数に比べると事象を比較的鋭敏に検出できるところにある．けれども 2 元変数よりは欠損値が発生しやすい．また解釈の妥当性に難しさがある．順序変数を上手に扱うには，ダミーコードという形で複数の 2 元変数に変換するか（2.4 節〈p.23〉で詳述），閾値[*3]を設定して 2 元化し，「重症／軽症」「あり／なし」という形で表現するほうが解析しやすい．

(3) 名義変数

名義変数は数字では表せないような病変群，例えば病変がどの部位なのかを示

[*3] 閾値とは，群分けする際の基準値，基準点であり，例えば中等症を基準点とすると，中等症と重症を合わせて"重症"，無症状と軽症を合わせて"軽症"に再分類することができる．

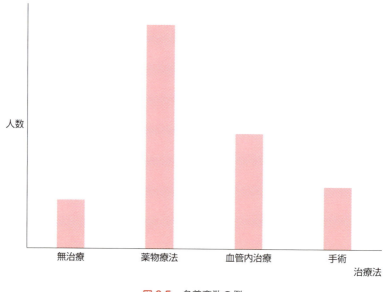

図 2.5　名義変数の例

す場合や，病理組織型などに用いられる（図 2.5）．正確には，「治療あり／治療なし」などの 2 群以上の群分けができるものを名義変数というが，便宜上，3 群以上を名義変数，2 群の場合は 2 元変数としたほうが解析しやすい．

　名義変数は診療でよく用いられる変数であり，臨床的にはわかりやすいが，基本的に数字ではないのでそのままでは統計処理ができないし，1，2，3，… と数字を割り振ってもその数字に意味はない．解析する際には，臨床的に群分けをして 2 群化（2 元変数化）するか，ダミーコード化（2.4 節〈p.23〉参照）して，統計解析ができる形にする．

(4) 2 元変数

　イベントの評価や危険因子などの「あり／なし」で表現できる変数は，2 元変数に当てはまる（図 2.6）．例えば心筋梗塞が「起こった／起こってない」，2 型糖尿病の「ある／なし」，インスリンを「使っている／使っていない」という場合は 2 元変数である．

　2 元変数は「あり／なし」で表現できるので，解析結果の解釈が容易になる．

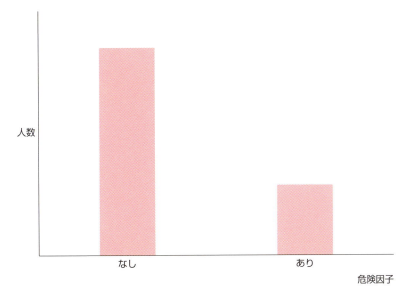

図 2.6 2元変数の例

「なし」と比べた「あり」のオッズ比（Column「オッズ比とハザード比」〈p.72〉参照）がどれくらい高くなるのか，つまりどれくらい起こりやすいのかというシンプルな形で表せてわかりやすい．また診療上の文脈を利用することで，欠損値を少なくできる．一方で，本来臨床上付随する詳細な情報を抜きにして，「あり／なし」だけで表現してしまうので，連続変数や順序変数と比較すると鋭敏さに欠ける．

　統計解析や結果の解釈としては使いやすいので，連続変数や順序変数，名義変数を群分けして，2元変数化することを選択肢として考慮しながら解析を進めるのがよい．例えば血圧データを解析する場合，連続変数のままがいいのか？ それとも高血圧「あり／なし」の2元変数で解析したほうがいいのか？ という具合に．

　変数をどのように扱えば良いのか？ というのは，論文化した際に，論文の読者や臨床医，最終的にはその結果を利用する患者さんにどのようなメッセージを伝えたいのか，何を見せたいのかに依存する．例えば，血圧が1mmHg上がると心血管疾患に1.00002倍なりやすくなると言われたときに，そのメッセージを受け

取った側が，どのように臨床的に意味づけられるのかどうかというところを踏まえながら判断する．

2.2 標準偏差と標準誤差

標準偏差を理解するには，分散の話をする必要がある．

分散というのは，その言葉からわかるように，

　　データがどのくらいばらついているのか，分散しているのか

ということである．正規分布では，個々の観察値について平均値からの距離がどれくらいかという，データの広がり具合を表している．分散の値が大きいほど，個々の観察値が平均値近くに集まらず，ばらばらに分布していることを表している．

図2.7のようなきれいな左右対称の2つ（実線と破線）の分布があったとする．同じ標本数で，同じ平均値でも，真ん中が尖った背の高い分布（実線）と背が低く裾野の広がった山の形をした分布（破線）がある．分散はばらつき具合を表しているのだから，両群の平均値は同じでも，背の高い分布のデータは分散が小さく，平らな山の分布だと分散が大きい．

分散の計算式は以下のとおりだが，覚える必要はない．

$$分散 = \frac{1}{n-1} \sum_{i=1}^{n}(x_i - \bar{x})^2$$

覚える必要はないが，考え方は理解しておくほうが良い．1人ひとりの患者ごとの観察値（x_i）と全患者の平均値（$\bar{x}$）との間の距離（$x_i - \bar{x}$）を二乗して，それを全員分足し合わせ（100人いたら100人分足したもの＝$(x_1-\bar{x})^2 + (x_2-\bar{x})^2 + \cdots + (x_{100}-\bar{x})^2$），人数（$n$）から1を引いた数（100人いたら1を引いて99）で割る．なぜ距離を二乗するかというと，個別観察値から平均値を引くとプラスの値とマイナスの値が混在し，すべてを足すとゼロになってしまうから，二乗してすべてプラスの値にしているのである．

またなぜ全員の人数 n で割らずに $n-1$ で割るのかというと，我々は平均値も分散（ばらつき）も標本（得られたデータ）について見ているのではなく，実は得られた標本のデータを元に母集団のデータを推測しており，標本の平均は母集

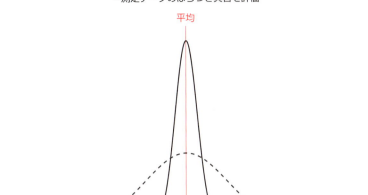

図 2.7 分散の意味するところ
背の高い分布（実線）は分散が小さく，平らな山の分布（破線）は分散が大きい

団の（真の）平均と考えてよいのだが，標本の分散（標本分散）は母集団の（真の）分散よりも $\frac{n-1}{n}$ だけ小さくなっていると考えられている．したがって分散を計算するときは $\frac{n}{n-1}$ をかけて $\left(\frac{n}{n-1} \times \frac{1}{n} \sum_{i=1}^{n}(x_i - \bar{x})^2 \text{として}\right)$，母集団の分散（不偏分散）を推定するのである．

例えばフライドポテト 1 袋に入っているポテトの長さがどのくらいなのかを調べる（図 2.8）ときに，1 袋のポテトを全部出して，すべての長さを測ることで，図のように平均値の線が引ける．次に，その平均値から個々のポテトの長さがどれくらい離れているのかを集めて求めた値が分散である．ここも本当は，世界中のポテトの真の平均とその分散を推定しているのである．

そして標準偏差（standard deviation, SD）は，分散の平方根をとったものである．

$$\text{SD（標準偏差）} = \sqrt{\text{分散}} \leftarrow \text{観察値のばらつき}$$

もちろん分散と同様に，標準偏差も広がり具合（ばらつき）の尺度になる．分散は計算の途中で値を二乗しているので，単位も二乗になっている．ポテトをミ

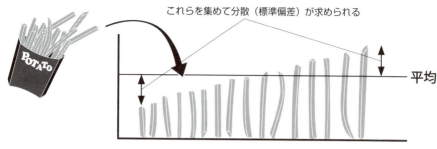

図2.8　フライドポテトの長さのばらつきを調べる

リメートル（mm）単位で測っているとすれば，分散は mm^2 のような単位なので，元の mm に戻すために平方根を取る（ルートをつける）ことになる．単位を揃えることで，どれくらいばらついているか，ばらつきの度合いがイメージしやすい．分散と同様に，標準偏差の値が大きいほど，データが平均値に集まらずばらばらに分布していることを表している．

ちなみに，大学受験の前にさんざんお世話になった偏差値であるが，これは平均値と標準偏差に基づいて算出される．標本の平均値と同じ点数が偏差値50（真ん中）として表され，標準偏差1が偏差値10に相当する．すなわち，平均点が65点，標準偏差が15の場合，80点を取った受験生は，65点（偏差値50）＋15点（偏差値10）となり，偏差値は60となるわけである．

平均値が同じでも，観察値の広がり具合によってデータの全容や形というのは変わる．だから正規分布に近いデータの概要を示す場合，その中心になる値である平均値と，どういう広がりなのかを表す標準偏差を提示できれば，多くの人に「そのデータはこういう形なんだな」というイメージを持ってもらえる．

一方で標準誤差（standard error, SE もしくは standard error of mean, SEM）というものもある．臨床研究ではほとんど見かけないが，たまに「平均値±SE」という形で出てくるのを論文で目にされた読者も多いと思う．

標準誤差は，標本から得られた平均値（の推定）が，「真の平均値」のまわりにどのくらいばらついているかの指標である．先ほどのフライドポテトの例を出すと，1袋買ってきてポテトの長さの平均値を求める．今度は1回で終わらせず，もう1袋買ってきて別の平均値を出す．さらにもう1袋買って来てさらに別の平均

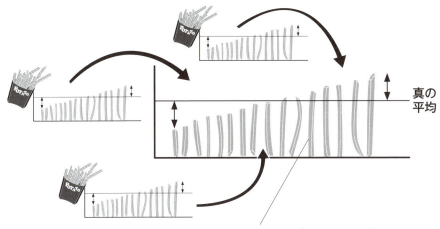

この1本が，ある袋に入っていたポテトの長さの平均値

図2.9 袋ごとのポテトの長さをくり返し測定してみる
1袋の平均値のばらつきが標準誤差（SE）

値を出す．また別のポテト1袋の平均値を出す……このように平均値をひたすら測って，たくさん出てきた平均値がどうばらついているかを表したのが標準誤差である．「世の中のすべての同じ商品のフライドポテトの袋に入っているポテトの長さの平均がどのくらいばらつくか」の指標である…もちろん現実にはできない（**図2.9**）．

測った（＝1袋の中の）ポテトの数が多いほど，今回「平均値±SE」として推定された1箱のポテトの平均値は，世の中のすべてのポテトの長さの平均値の「真の値」からのズレが小さくなる．言い換えれば，世の中のすべてのポテトから選ばれたポテトの個数が多いので，より真の値を反映しやすくなっていると言える．すなわち，平均値の「真の値」との誤差を表すSEの値は小さくなる．SEの式は分数の分母にnがあるように，たくさん調べるほど（標本のnが大きくなるほど）SEは小さくなる[*4]．

$$\text{SD（標準偏差）} = \sqrt{\text{分散}} \leftarrow \text{観察値のばらつき}$$

$$\text{SE（標準誤差）} = \frac{\text{SD}}{\sqrt{n}} \leftarrow \text{平均値のばらつき}$$

[*4] $SE = \frac{SD}{\sqrt{n}}$ ←これが大きくなるとSEの値が小さくなる
　　　すなわち誤差が小さくなり，「真の値」の範囲が絞られる

臨床研究では基本的に得られた標本のそれぞれの観測値（の母集団）について考えるので，臨床研究の観測されたデータについては平均値±SDでデータを表すことが多い．一方で基礎研究では，管理された環境で同じ実験を何度か行い，推定値（多くは平均値）がどのくらいなのかを出すのが主たる目的である．そのため，得られた推定値（実験で得られた平均値）がどのくらい「真の値」からずれている可能性があるのかを示すSEを使う．SDとSEの違いは，観察値のばらつきなのか，それとも標本から推定された平均値のばらつきなのか，どちらを示したいのかの違いである．

ときどき基礎研究をやっていた人たちが，そのままのスタイルで臨床研究を実施し，SDの代わりにSEを用いて報告していることがある．SEのほうが圧倒的に小さくなるから，ばらつきが小さく見えるのである．

本章冒頭の3大宗教の「平均値±SE教」の信者は，SDとSEの違いを認識せず，ただ妄信的に小さいほうの値（SE）を論文や図表に用いてしまうよろしくない集団である．

2.3 統計解析の原則

統計解析はとにかく変数と分布（正しくは母集団の分布）を意識することから始まる．

連続変数であれば常に「分布の確認」が必要である．分布の確認をして，その連続変数を表すのには「平均値±SD」が適切なのか，もしくは「中央値と四分値（最大値－最小値）」が適切なのかを判断する．

順序変数・名義変数・2元変数はカテゴリー変数なので，全体何人中の何人，何％の人に何が起きているのかを確認する．もし時間に関する変数がある場合は，イベント発生や打ち切り発生（センサー）までの時間やイベント発生数を確認する．この時間に関する変数についてはColumn「生存解析」（p.90）や5.5節「評価のタイミング」（p.104）で触れる．

どのような変数にしろ，欠損値がどのくらいあるかをnの変化で必ず確認する．2群間を比較する研究で，一方の群だけ極端に欠損値が多い場合や，ランダムに発生しているとは考えにくい欠損値の偏りが見つかった場合は，解析をする前の

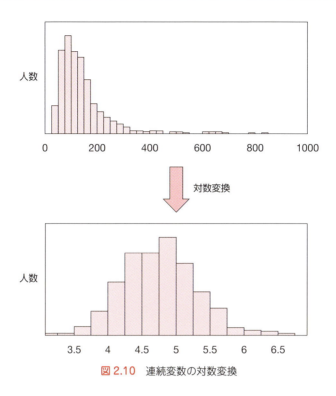

図 2.10　連続変数の対数変換

段階で，その原因を追及しなければいけない．

　連続変数を解析するときに，そのままの分布では統計解析の前提を満たさないときや，結果の表現が臨床的にわかりにくいときには，データの変換を考えたほうがいいこともある．例えば分布が偏っているものに関して対数変換をして正規分布になれば，対数変換後のデータを正規分布の変数として扱ってよい（図2.10）．または，閾値を設定して2元変数化しても良い（図2.11）．

　初心者は，解析できそうな数のデータが集まると，あるいは学会抄録の締め切り直前になると，真っ先に最終結果を出したいと考え，多変量解析などの複雑な解析に走りがちである．しかし，まずは集まったデータの分布をていねいに見て，先述したように，連続変数であれば［平均値，SD，中央値，四分値，最大値，最小値］を，順序変数・名義変数・2元変数では［実数，％］を欠損値の数と一緒に把握する記述統計を行うことが最優先である．

　本章冒頭の3大宗教の「多変量解析教」の信者は「多変量解析をしなければ解

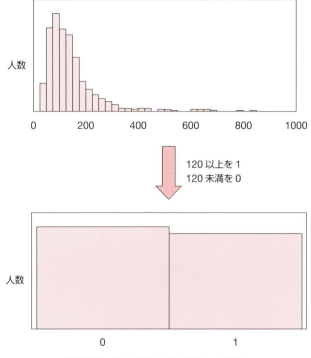

図 2.11　連続変数の 2 元変数への変換

析として認められない」「多変量解析の結果が真実である」と信じすぎるため，基本的な記述統計を行わずに，重要なデータのエラーを見逃してしまう．また臨床的にわかりにくい結果を提示してしまう集団である．

　解析しようとする変数の分布や欠損値を確認し，記述統計を行ったあとに，ていねいな単変量解析を行う．単変量解析では，例えばランダム化比較対照試験（RCT，5.1 節（3）「ランダム化比較対照試験（RCT）」〈p.91〉参照）の解析を行うのであれば，例えば介入群と非介入群で登録時の血圧がどのくらいの値なのか，糖尿病を合併している患者がどのくらいいるのか，などを見ていく[*5]．また観察研究では，例えば登録時のハイリスク群と低リスク群または高齢者群と非高齢者群で，患者の背景データの値を確認していく．

[*5] RCTでは，登録時の背景の違いの有意差検定は通常行わない

統計解析では，解析の過程でつじつまがあうこと，すなわち一貫性（consistency）が重要であり，それを意識したうえでデータの特性に合わせた解析が必要である．平均値（±SD）で記述している変数は t 検定，中央値（±四分値）で表現している変数は Wilcoxon 検定を利用するなどである（4章「臨床研究で使われる統計基礎」〈p.53〉参照）．

2.4 ダミーコード化

表2.2は，降圧薬の種類によってアウトカムへの影響が異なることを調べようとした研究データの一部である．4種類の降圧薬が治療に用いられ，患者001〜004 はそれぞれカルシウム拮抗薬，ACE 阻害薬，β遮断薬，利尿薬の4種類の降圧薬が投与されていた（実際にはもっと多くの患者に投与されたのだが，代表の4人だけ抽出した）．解析を行おうとしても，降圧薬の名前のままではデータ処理ができないので，まず「元のコード」の列に示すように，カルシウム拮抗薬は1にして，ACE 阻害薬は2，以下順番に3，4と番号をつけて変数にする．このように数字を振ればそのまま解析できるのかというと，残念ながら数値としての1，2，3，4には意味がないので，このままでは解析はできない．

表2.2 4種類の降圧薬：ダミー変数挿入前

患者ID	元のコード	降圧薬
001	1	カルシウム拮抗薬
002	2	ACE 阻害薬
003	3	β遮断薬
004	4	利尿薬

これを解析しやすく，結果の解釈が容易な形にするのがダミーコード化である．カルシウム拮抗薬を基準（reference）に考えて，それ以外の3薬は ACE 阻害薬，β遮断薬，利尿薬にそれぞれ該当する "ACE" "BETA" "DIURE" という列（ダミー変数）をつくる．

患者 ID 001 の行のカルシウム拮抗薬は ACE，BETA，DIURE のどれにも当てはまらないので「0，0，0」になり，下の行の ACE 阻害薬だと ACE の位置に1が

表 2.3 4 種類の降圧薬：ダミー変数挿入後

患者 ID	元のコード	降圧薬	ACE	BETA	DIURE
001	1	カルシウム拮抗薬	0	0	0
002	2	ACE 阻害薬	1	0	0
003	3	β遮断薬	0	1	0
004	4	利尿薬	0	0	1

入りそれ以外は 0．β 遮断薬は BETA の位置が 1，利尿薬は DIURE だけが 1 になる．そうすると 4 種類の薬がこの 3 列の 2 元変数によって表すことができる（**表 2.3**）．

二進法で考えると，実は 2 つの変数で 4 種類の降圧薬が表現可能である（例：0 0，1 0，0 1，1 1）．ところがこのようなデータの処理を行うと，各変数での 1 の意味が違うものなってしまう．だから必ず群数は［カテゴリー数−1］個の変数を作成し，どのカテゴリーでも，ダミー変数のどれか 1 つだけに 1 が入り，それ以外のダミー変数には必ず 0 が入るように作成する．

これがなぜよいのか？　このダミー変数を解析（特に多変量モデル〈p.78 参照〉）に持ち込めば，カルシウム拮抗薬に対する ACE 阻害薬の影響，カルシウム拮抗薬に対する β 遮断薬の影響，カルシウム拮抗薬に対する利尿薬の影響がそれぞれ表現でき，またその影響の大きさを比較できるからである．したがって，基準（reference）に設定するものは，臨床的に判断して，標準と考えられるものがよい．特別そういう標準的な群が明確でなければ，標本数がいちばん大きい群を基準にするのがよい．基準となる群の標本数が大きいほど検出力は高くなる．

表 2.3 では ACE，BETA，DIURE の 3 つを同時にまとめて使うことで，カルシウム拮抗薬，ACE 阻害薬，β 遮断薬，利尿薬の 4 つの変数の意味が反映される．重要なことは，このダミー変数は，全変数（ここでは 3 変数）を常に同時に解析（特に多変量モデル）に入れる必要があることである．その中の 1 つだけを取り出すと意味が全く変わってしまうので注意が必要である．

ダミーコード化の例をもう 1 つ．

ある研究で空腹時血糖値を測定しているとする．血糖値は連続変数であり，そ

のまま連続変数として解析を行うことも可能であるが，血糖値の 1 mg/dL の上昇が与える影響を評価するのではなく，空腹時血糖値が正常範囲にある患者（110 mg/dL 未満），軽度上昇している患者（110 mg/dL 以上 126 mg/dL 未満），糖尿病の疑いが高い患者（126 mg/dL 以上）と分けて解析を行いたいとする．その場合，1. 正常（110 mg/dL 未満），2. 軽度高値（110 mg/dL 以上 126 mg/dL 未満），3. 高値（126 mg/dL 以上）という 3 群に分けることになる．これを解析するには，そのまま，1～3 の値を使って，数値として解析することは可能である．その場合は，1→2，2→3 の変化（違い）が同じものである前提で，連続変数として処理をする方法があり，空腹時血糖値の群分けが 1 段階上がることによる影響が表現される．もしくは順序変数として処理し，1→2 への群分けの上昇と 2→3 への群分けの上昇の影響をそれぞれ別々の影響として解析することも可能である．ただし解析の際，特に変数の扱いを意識せずにそのまま統計解析ソフトウェアを用いた場合には，適切な解析とはならないことがある．本来は 1→2 の影響と 2→3 の影響をそれぞれ別の推定値で表現しなければならないのに，1 つの推定値しか表現しないことがある．これは連続変数で扱っているのと同じことになる．

　もし，正常血糖値群と比べた際に，軽度高値群や高値群の影響の程度をそれぞれ評価するのであれば，ダミーコード化が便利であり，間違いを犯す恐れも少なく，また臨床的なメッセージもわかりやすい．

　空腹時血糖値を先ほど同様，1. 正常（110 mg/dL 未満），2. 軽度高値（110 mg/dL 以上 126 mg/dL 未満），3. 高値（126 mg/dL 以上）の 3 群に分けて，正常である 1 の群を基準にすると，2 と 3 の群をダミー変数で表現するために 2 つの変数を新しく作成する．

　例えば MODERATE と ELEVATED という 2 つの変数を作成し，1. 正常（110 mg/dL 未満）群には MODERATE＝0，ELEVATED＝0 とどちらの変数にも 0 を当てはめ，2. 軽度高値（110 mg/dL 以上 126 mg/dL 未満）群には MODERATE＝1，ELEVATED＝0 を当てはめる．3. 高値（126 mg/dL 以上）群には，2 とは逆に，MODERATE＝0，ELEVATED＝1 を当てはめる．こうすることで，それぞれの変数は表 2.4 のようにダミー変数に置き換えられる．

　ダミーコード化は解析のための技術であり，元のままのデータだと単純な数字，3 群に分けたままだと単なる順番になってしまうが，正常群に対して軽度高値群

表2.4 空腹時血糖値データのダミーコード化例

研究ID	空腹時血糖値	3群で分けた変数	ダミー変数 MODERATE	ダミー変数 ELEVATED
1	216	3	0	1
2	95	1	0	0
3	121	2	1	0
⋮				
25	78	1	0	0
26	148	3	0	1
⋮				
X	115	2	1	0

のリスクはどうなのか，高値群はどうなのかというような解析をしたいときに，ダミー変数を用いることで臨床的にわかりやすい解析結果となる．その基準となる群をどのように設定するのかは，前述したとおり臨床的な仮説がいちばんよく，特にそれがなければいちばん標本数が多い群を基準にするのが一般的である．

時々，ダミーコード化を勘違いしてしまい，3群ある場合に，3つの変数を作ってしまうことがある．例えば，同じ例で空腹時血糖値が110 mg/dL 未満の群はLOW，110 mg/dL 以上126 mg/dL 未満はMIDDLE，126 mg/dL 以上はHIGHとした場合，3つのダミー変数が作成され，「LOW，MIDDLE，HIGH」が「1, 0, 0」「0, 1, 0」「0, 0, 1」と表現される．

しかし，本来ダミー変数は，3群あったら3群のうちの1つの群を基準として，その他の群がその基準となる群に対してどういう影響があるのかを見たいときに使うので，3群作ってしまうと基準ができないので意味がない．また多変量モデル（多変量解析）の際に，ダミー変数はセット（MODERATE と ELEVATED）で用いることで，それぞれの変数の意義が明確になるのであって（MODERATE は正常群に対する軽度高値群の影響，ELEVATED は正常群に対する高値群の影響），3つのダミー変数（LOW，MIDDLE，HIGH）を用いると，各変数の意義は不明確となる．また，モデル選択（4.8節「多変量モデル（多変量解析）」〈p.78〉参照）で変数が減って，MODERATE だけ，あるいは MIDDLE だけになると，意味が全く変わることになる．

統計解析ソフトウェアの操作による変数の扱い方

　変数をきちんと理解したうえで，統計解析ソフトウェアの正しい操作を習得すれば，図1のような患者背景のTableをしっかり作れるようになる．
　例えば年齢を連続変数として取り扱うのか，それとも「65歳以上の高齢者か／高齢者ではないか」で表す2元変数にするのか，その結果取り扱った患者をどのように表すか．常に変数を意識し，最終的に解析や論文において背景や結果をどうまとめるかというのを念頭に置いたうえで研究をデザインする．

Table 1. Patients' backgrounds, and comparison between those prescribed with and without Beers drugs

Characteristics	Total No (%) ($n=2155$)	BL drugs No (%) ($n=1209$)	Non-BL drugs No (%) ($n=946$)	p value
Age group (y)				
65-69	383 (17.8)	226 (18.7)	157 (16.6)	0.0002
70-74	528 (24.5)	311 (25.7)	217 (22.9)	
75-79	537 (24.9)	325 (26.9)	212 (22.4)	
80-84	342 (15.9)	177 (14.6)	165 (17.4)	
85-90	223 (10.3)	108 (8.9)	115 (12.2)	
≥90	142 (6.6)	62 (5.1)	80 (8.5)	
Hospitalized days, median (25, 75%)	11 (5, 22)	13 (6.5, 28)	9 (3, 17)	<0.0001
Sex (Male)	1145 (53.1)	636 (52.6)	509 (53.8)	0.6
Race (Asian; Japanese)	2141 (99.4)	1202 (99.4)	939 (99.3)	0.6
Ward				
Surgical	854 (39.6)	590 (48.8)	264 (27.9)	<0.0001
Medical	1025 (47.6)	479 (39.6)	546 (57.7)	
ICUs	276 (12.8)	140 (11.6)	136 (14.4)	
Doctor in charge (Resident)	600 (27.8)	313 (25.9)	287 (30.3)	0.02
Surgery (Scheduled)	511 (23.7)	413 (34.2)	98 (10.4)	<0.0001
Total number of categories of prescription on admission, median (25, 75%)	4 (3, 6)	4 (2.5, 6)	4 (3, 6)	0.4
Charlson comorbidity index, median (25, 75%)	3 (1, 5)	3 (1, 5)	3 (1, 5)	0.04

BL drugs, drugs listed in the Beers criteria; ADE, adverse drug event; ICU, intensive care unit.
(Sakuma M et al. *Pharmacoepidemiol Drug Saf*. 2011; 20: 386-92)

図1　統計解析ソフトウェアを正しく使ってできたTableの例

　変数の種類を自分で設定することができる統計解析ソフトウェアでは，連続変数，2元変数，順序変数など，自分で設定することによって，解析方法がほぼ自動的に選ばれるしくみになっているものもある．
　例えば「研究ID」は，通し番号で作成すれば一見連続変数に見えるが，連続変数

2章 これだけは覚えておきたい統計基礎

	C	D	E	F	G	H	I	J	K	
		研究ID	生年月日	年齢	性別	研究開始日	研究終了日	低用量アスピリン	ACE阻害薬	アン…
1		67	06/08/1938	61	女	01/26/2000	12/04/2003	なし		
2		1534	05/22/1935	65	男	07/17/2000	12/31/2002	なし		
3		2190	03/21/1927	73	男	04/07/2000	06/21/2002	なし		
4		2371	09/17/1939	61	女	10/11/2000	03/28/2004	あり		
5		2537	09/07/1939	61	男	12/21/2000	07/22/2004	なし		
6		3956	05/11/1948	52	女	11/29/2000	09/01/2003	なし	あり	
7		4032	07/24/1936	63	女	06/05/2000	03/03/2003	あり		
8		4443	04/10/1929	71	女	08/17/2000	08/16/2000	なし		
9		4827	02/17/1944	55	男	03/23/2000	09/05/2003	なし	あり	
10		5079	09/09/1937	64	男	10/02/2001	11/20/2005	なし		
11		5661	08/29/1925	75	男	07/09/2001	04/23/2005	なし		
12		6234	07/28/1923	77	男	09/13/2000	09/18/2000	なし		
13		6855	04/19/1937	63	女	01/11/2001	06/10/2005	なし		
14		7493	02/10/1939	61	男	07/20/2000	10/15/2003	あり		
15		9008	02/16/1926	75	女	08/08/2001	07/21/2004	あり		あり
16		9563	06/09/1941	59	男	02/27/2001	07/02/2003	あり	あり	
17		10449	01/18/1941	60	男	04/20/2001	11/23/2002	なし		あり
18		10939	03/25/1923	78	男	04/05/2001	08/26/2003	なし		
19		11181	08/13/1965	36	男	08/27/2001	02/27/2005	あり		あり
20		11218	05/05/1922	79	女	07/31/2001	09/08/2004	なし		
21		11526	12/12/1960	39	男	06/21/2001	06/19/2001	なし		
22		11946	01/11/1937	63	男	10/23/2000	11/05/2004	なし		
23		11946	07/15/1924	75	女	02/03/2000	05/31/2002	なし	あり	
24		12938	01/30/1938	62	男	10/31/2000	06/18/2002	なし		
25		13054	12/02/1939	60	男	09/12/2000	03/17/2002	あり		あり

図2 研究IDは名義変数にする

としての意味合いが全くない（研究IDの平均値に意味がない）ので，名義変数として取り扱う（図2）．統計解析ソフトウェアを使うときは，最初にまずデータの変数の設定を確認するようにしたい．生年月日であれば必ず名義変数．性別は名義変数でもいいが，0，1で表現することで順序変数として設定することもできる．

　データの入力が元々いい加減であったり，データクリーニングが不充分であったりして，数値が全角で入力されていると，文字として認識されてしまい，連続変数で取り扱いたいにもかかわらず，名義変数として取り扱われることになる．

　例えば図3の空腹時血糖の列．これは本来連続変数のはずであるが，9行目の「100」のように全角で入力されている欄があると，文字として認識される統計解析ソフトウェアがある．こういうのはデータタイプが文字になっているので，連続変数に直したくても連続変数を選べない．多くの場合，変数の性質を「数値」に直して連続変数に変更することができるのだが，文字変数で入力され，文字として認識されているときにそのまま連続変数に直すと，全角文字データはそのまま欠損とし

て扱われることがある．
　このようにせっかくのデータが欠損として飛んでしまうこともあるので，統計解析ソフトウェアに載せる前にデータクリーニングを行って，数値が数値として認識される形で入れる必要がある．

	C	M	N	O	P	Q	R	S
		ベータ遮断薬	カルシウム拮抗薬	降圧薬	糖尿病合併症	空腹時血糖	ヘモグロビンA1C	ヘモグロビン
1				あり		196	7.9	12
2			あり	あり			6.4	
3			あり	あり		125	4.8	14.9
4						232	7.9	13.4
5					腎症、神経症	444	12	10.1
6			あり			245	9.8	15
7		あり	あり			174	7	
8			あり		神経症	138	5.8	11.2
9				あり		100	5.9	15
10						161	6.5	15
11						124	6.2	13.2
12						169	7.3	11.4
13						168	7	
14			あり	あり	腎症	156	7.2	13.7
15				あり		280	8.3	10.3
16			あり	あり		97	6.9	14.9
17			あり	あり		99	59	15.6
18						117	6.7	15.5
19		あり		あり		317	5	15.8
20							6.9	
21						207	7	16.6
22						71	5.1	14.7
23			あり	あり		145	6.5	14.4
24			あり	あり		145	5.8	15
25				あり		99	5.2	16.2

図3　全角数字が1カ所でもあると文字として認識されることがある

3 データ収集とデータクリーニング

　本章では，データの集め方から入力，クリーニングまで，データセット（ファイル）のつくり方について解説する．データを扱う中でどういうエラーが起きやすいかについても触れておきたい．

3.1　データセットの作成

　データセットで，いちばんポピュラーなのはMicrosoft Excelでつくったものであろう．データベース構築の経験がある人や，予算があって専門業者に依頼することができれば，SQLなどのデータベース構造を持ったシステムを組んでも構わないが，本書の読者の大多数はそのような機会に恵まれず，Excelを用いた臨床データで研究をしていると思われる．単施設の観察研究であり，きちんと管理することができれば，基本的にはExcelでデータセットをつくっても構わない．ただし，研究者主導臨床試験などの介入を伴うものに関しては，「人を対象とする医学系研究に関する倫理指針」[*1]（平成27年4月1日施行）において，データベース

[*1] http://www.lifescience.mext.go.jp/files/pdf/n1443_01.pdf
　　（2017年2月24日確認）

においても変更履歴を残すなどいくつかのルールができたので，自動的に変更履歴が残らない Excel では問題になる可能性があるので注意したい．

データセットの作成は，調査票やカルテから得られた患者情報もしくはアンケートなどの研究目的で取得された数値データを Excel に入力していくところから始まる．本書では，アンケートなどの自由記載欄におけるテキスト情報の解析は取り扱わない．一般的な臨床研究の形態である，患者を単位とし，数値として表された患者に関する背景や予後情報を解析することが主眼である．

まず重要なのは，独立研究 ID をつけることである．研究の目的やデザインによっては，同じ患者が二度，三度研究対象となる場合（例：2 回目，3 回目の入院）もあり，それを 1 回 1 回別の観察（別人）としてとらえる場合もあり得る．したがって，病院で患者の管理に用いられている ID（カルテ番号など）で管理すると，同じ患者が繰り返し入院した場合に重複することになるし，もちろん患者

個人データの扱いにはくれぐれも注意を

じつは「患者の同定ができないようにする」ということが案外できていない．筆者のところにどこかで知り合った医師から「件名：ご相談」という統計解析の相談メールが来て，添付の Excel ファイルを（もちろんセキュリティチェック後に）開いた瞬間に「六十何歳だれだれさん」という個人データが出て来て「えーっ!?」と驚かされたことがある．新たな ID をつけるなど，ひと手間を惜しまないでいただきたい．そもそも，研究チーム以外の人にデータセットを送るべきではなく，それ以来，事前に依頼されていない相談メールは開封せずに削除している．情報保護の観点からは送信者のためでもある．

筆者は常日頃患者個人が同定できるデータを持ち歩かない．解析するときだけ必要な部分を取り出したデータファイルをアシスタントや共同研究者から受け取るようにしている．データを解析した記録としては結果に加えて解析コードやログを残しているが，データそのものはアシスタントなどの筆者以外の者が管理しており，解析を担当する筆者は患者の同定ができないシステムになっている．また，筆者の研究室では日常的にアシスタントがデータのエラーを確認している．これが「倫理指針」の「モニタリング」（中央モニタリング）に相当する．

の個人情報の管理の観点からも病院で用いられている ID をそのまま利用すべきではない．原則としてカルテ ID ではなく，研究固有の ID をつけるのである．重複登録の防止でもあるし，もちろん患者の同定を不可能にするという面もある．データファイルの時点では直接患者情報と結びつかないようにするのである．患者を後で同定する必要がある場合は，別に対応表（研究 ID ⇔ カルテ ID や患者名）を作成し，安全なところに厳重に管理しておき，普段の解析の際には手を触れない．

Excel を用いてデータセットを作成することは，きちんとしたデータベースや Electronic Data Capture（EDC）を作成するための練習にもなり，あらかじめよく起こるデータエラーを認識しておくことは，研究デザインを考えるうえでも重要な要素である．

データセットは，図 3.1 のような書式で作成する．左の列から順に研究用 ID（RESID）があって生年月日（BIRTH），性別（MEN：男性＝1，女性＝0），人種（RACE：アジア人を 1 としており，図では全員が 1），年齢（AGE）．さらに年齢を 65 歳で分けており，65 歳以上の人を 1，65 歳未満の人を 0 で区別している（AGE65）．そしてアレルギーの有無（ALLERGY：有＝1，無＝0 だが図では全員が 1 となっている），収縮期血圧（SBP），拡張期血圧（DBP），体温（TEMP）と並んでいる．連続変数は数値で，名義変数や順序変数は整数で表現しており，データの中に全角文字は存在しない．2 元変数は統一して「あり」＝1 にしておくことで，パッと見てわかるのと，間違いが発生しにくい．なお変数名も日本語だと利用する統計解析ソフトウェアによって，その後の変数処理が面倒になることがあるので，筆者は図のように英文で変数名を作成している．その際には，ITEM1, ITEM2, ITEM3, ... や Q1, Q2, Q3, ... とせずに，容易に変数の内容がわかるような変数名（MEN とか AGE65 とか）にしておくことで，解析時のエラーを防止することができる．

図 3.2 のデータセットは，逆によくない例である．このデータセットそのものは，対象患者にどういう治療がなされていて，家族歴にはどのようなものがあるかなどと，わかりやすい．パッと見てわかりやすいのだが，文字や略語を使っており，台帳やカルテのサマリーのようである．4 列目（past seizure）で 0 が並んでいるかと思ったら others が現れる．臨床医や看護師が日常診療で作成しがちな

B	C	D	E	F	G	H	I	J	K	L	M
RESID	BIRTH	MEN	RACE	AGE	AGE65	ALLERGY	SBP	DBP	TEMP	HR	RR
10000001	1930/4/2	0	1	73	1	1	122	70	38.2	102	36
10100001	1960/5/16	1	1	43	0	1	116	67	36.2	72	.
10100002	1963/3/24	1	1	40	0	1	120	74	36.8	60	.
10100003	1912/4/27	0	1	91	1	1	130	86	37	66	16
10100004	1931/12/28	1	1	72	1	1	124	72	37.1	84	.
10100005	1928/8/16	1	1	75	1	1	148	86	36.3	139	.
10100006	1929/10/19	0	1	74	1	1	178	90	37.4	74	18
10100007	1949/12/26	1	1	54	0	1	110	70	36	72	.
10100008	1930/9/22	1	1	73	1	1	160	80	35.6	72	.
10100009	1982/12/30	0	1	21	0	1	95	50	36.8	70	.
10100010	1934/3/19	1	1	69	1	1	120	76	36.6	78	.
10100011	1936/10/26	1	1	67	1	1	120		34.6	70	18
10100012	1945/7/28	1	1	58	0	1	170	110	36.5	.	
10100013	1950/6/10	1	1	53	0	1	126	50		72	.
10100014	1974/1/19	1	1	29	0	1	126	60	36.8	80	.
10100015	1915/10/22	0	1	88	1	1	202	80	36.3	77	17
10100016	1931/12/12	1	1	72	1	1	160			70	12
10100017	1974/9/29	1	1	29	0	1	90	78		78	.
10100018	1951/3/8	1	1	52	0	1	158	86	38	85	13
10100019	1942/11/27	0	1	61	0	1	165	95	36.8	110	30
10100020	1950/8/4	1	1	53	0	1	80	40	33	60	.
10100021	1947/2/25	1	1	56	0	1	142	102	35.6	151	.
10100022	1925/10/19	0	1	78	1	1	140	80	35	70	32

図 3.1 Excel を用いたデータセットの基本書式
すべて数値で表現し，全角文字は存在しない

データセットである．データは足したり引いたり計算をすることがあるので，カルテのサマリーでは残念ながら，解析する前にまたひと手間必要となる．

図 3.3 は，なし，なし，なし，あり，なしとか，定性で「＋＋＋」とか，そのままである．＋や－という記号が現れたら解析が困難である．「あり」と「なし」で分類している変数は 2 元変数としては充分であり，コマンドを書かずに，クリックだけで統計解析を行える統計解析ソフトウェアでそのまま解析するのであれば，大きな問題はない．しかし，コマンドを書く必要がある統計解析ソフトウェアや，変数を変換したり組み合わせたりする必要がある場合，日本語で入力されたデータは扱いづらい．先述したように，「1」と「0」で「あり」と「なし」を表現すると計算式が容易になるのでお勧めである．

sex	emergency	times	past seizure	duration(min)	seizure type	treatment	relation	Flu
F	em	1	0	30	status	DZP iv x1		0
M	em	1	0	5	GTC	diapp	姉	0
M	non-em	2	others	15	GTC	diapp	父	0
M	em	1	0	5	tonic	diapp	父	0
M	em	1	0	15	tonic	diapp	父	4
M	non-em	4	tonic	30	tonic	DZP iv x1+ MDZ iv x1	兄	4
M	em	1	0	40	GTC	0	母の弟	4
F	non-em	1	0	2	GTC	diapp		4
M	em	1	0	5	GTC	diapp + DZP iv x1		4
M	em	2	tonic	5	tonic	diapp + MDZ iv	姉	4
M	em	2	GTC	5	GTC	0		4
M	em	1	0	30	tonic	DZP iv x1	おじ	4
M	non-em	1	0	5	GTC	diapp		4
F	em	1	0	5	GTC	0	母	4
M	em	1	0	25	tonic	DZP iv x1		4
F	em	1	0	3	GTC	0		4
F	em	1	0	3	GTC	0	母	0
M	em	1	0	3	GTC	diapp	母	0
F	em	1	0	1	GTC	0		0
M	em	1	0	40	status	DZP iv x1		0
M	em	2	others	2	GTC	diapp		0
F	em	1	0	5	GTC	diapp		0

図 3.2　あまりよくないデータセット例
パッと見はわかりやすいが，略語が並んでいるところから察するにカルテのサマリーをそのままデータにしたようで，解析する前にひと手間もふた手間も必要そうである

　図 3.4 のようなデータセット（?）を持ってこられる研究者も少なくない．こまでなると訳がわからない．わかるのは健常男女，21 歳男性（21M）（だと思われる）くらいまでで，実際にこの「データセットかと思われる物」を持ってこられて「これで解析してください」と言われたときは，思わず「これ，何？」という言葉が口をついて出た．

　データセットにも作成者のセンスが現れる．

　自分で解析するのであれば，もちろん自分がわかりやすく使いやすいのをつくればいいのだが，大勢が関わる研究であれば，だれにでもわかりやすいデータセットにしておくべきである．そうしておくことで，エラーが少なくなるし，後々の作業も楽になるので，あらかじめデータセットやデータベースを考えておくことは大切である．

　テキストと数字が混ざっているデータというのは解析しにくい．解析のしやすさを考慮して，テキストの記載は最小限にしたい．もしテキストを記載しなけれ

3.1 データセットの作成

AQ	AR	AS	AT	AU	AV	AW	AX
陳旧性心筋梗塞有無	狭心症有無	大血管疾患有無	末梢血管疾患有無	心不全有無	尿蛋白定性	ACE阻害薬	ARB
なし	なし	なし	なし	なし		コバシル	
なし	なし	なし	なし	なし			プロブレス
なし	なし	なし	なし	なし	−	セタプリル	
なし	なし	なし	なし	なし			プロブレス
なし	なし	なし	なし	あり	＋		ディオバン
なし	なし	なし	なし	なし	＋	エースコール	
なし	なし	なし	なし	なし	−	レニベース	
なし	なし	なし	なし	なし		チバセン	
なし	なし	なし	なし	なし			プロブレス
なし	なし	なし	なし	なし	+++	セタプリル	
なし	なし	なし	なし	なし	−		プロブレス
なし	なし	なし	なし	なし		アデカット	
なし	なし	なし	なし	なし	++		ニューロタン
なし	なし	なし	なし	なし	±	ロンゲス	
なし	なし	なし	なし	なし	−	インヒベース	
なし	なし	なし	なし	なし	−		
なし	なし	なし	なし	なし			ディオバン
なし	なし	なし	なし	なし			プロブレス
なし	なし	なし	なし	なし	±		プロブレス
なし	あり	なし	なし	なし			プロブレス
なし	なし	なし	なし	なし		コバシル	
あり	なし	なし	なし	なし			プロブレス
なし	なし	なし	なし	なし		セタプリル	
なし	なし	なし	なし	なし			プロブレス
なし	なし	んし	なし	あり		セタプリル	
なし	あり	なし	なし	なし			プロブレス
あり	なし	なし	なし	なし		レニベース	
なし	なし	なし	なし	なし	＋	セタプリル	

図 3.3 解析がしづらいデータセット例
「あり」「なし」などの日本語や「＋」「−」という記号で入力されてあると解析がしづらい

ばならない場合は，文字を入れるための列を別につくって，数字と分けるようにする．

　できるだけ観察値（数値）か「あり（1）／なし（0）」で登録する．全角数字や記号，スペースはトラブルの元になるので避ける．

　数字は半角で統一しなければならない．全角数字は文字記号であって，数学的な性質は持っていない．全角数字が混じっていると，そのせいでせっかく数字情報として入っているものが使えなくなるなどのトラブルの原因となる（Column「統計解析ソフトウェアの操作による変数の扱い方」〈p.27〉参照）．データをまとめるときは，キーボード（あればテンキー）を半角英数字にセットして入力するとよい．

　入力ミスも常に問題となる．ロジカルチェックも意識してデータセットを作成

3章 データ収集とデータクリーニング

A	B	C	D	E	F	G	H	I
1健常男女								
HCM	21M	22M	21M	24M	25M	25M	average	SD
0	0	0	0	0	0	0	0	0
15	0.049044	0.032217	0.030209	0.093688	0.08343	0.049809	0.0564	0.026417
30	0.166478	0.125508	0.09688	0.179045	0.186077	0.152868	0.151143	0.034172
60	0.318607	0.257609	0.231879	0.251339	0.259832	0.250679	0.261658	0.029586
90	0.295822	0.270372	0.30476	0.292218	0.281635	0.301017	0.29097	0.012866
120	0.302088	0.319196	0.317853	0.302289	0.286123	0.299281	0.304472	0.012409
150	0.304936	0.313648	0.308745	0.285702	0.270734	0.286553	0.295053	0.016625
180	0.291264	0.29312	0.305898	0.266744	0.268169	0.270353	0.282591	0.01636
240	0.245687	0.210993	0.255795	0.177859	0.218147	0.224638	0.222187	0.027548
300	0.206371	0.187682	0.218781	0.170747	0.170682	0.163867	0.186355	0.02213
360	0.147669	0.134946	0.162964	0.114437	0.141174	0.119292	0.136747	0.018066
	21M	22M	21M	24M	25M	25M		
AUC	1.42976	1.32152	1.41098	1.26222	1.30034	1.28946	1.33571	0.06856
ex AUC	2.327	2.145	2.233	2.134	2.166	2.188	2.198833	0.071959
HOMA-IR	0.415	1.454	0.643	0.581	0.956	0.365	0.735667	0.409214
HbA1c	4.9	5.4	5.1	4.9	4.6	4.6	4.916667	0.30605
Tmax	60	120	120	120	120	90	105	25.0998
Cmax	0.318607	0.319196	0.317853	0.302289	0.286123	0.301017	0.307514	0.013368

図 3.4 データセットと言えるのかどうかも定かでない数値表
どこが何の数値を表しているのか，何が何だかさっぱりわからない

する．例えば，小児の体重で 2600 kg と入力してしまう．とか．これは小児でなくても通常あり得ない数字である．この場合は，入力時に g と kg を勘違いして，

データ入力時は半角英数でセッティングを

　データを全角で入れると，文字として認識され，解析の段階でエラーとなることがあるので，入力時・解析時を問わず，データを扱うときは，パソコンの入力モードを常に半角英数にしておくというのが，エラーを出さない基本になる．テンキーのあるキーボードであれば，キーボードの設定のみを半角数字に設定することができる．また，ノート PC であっても，入力用のテンキーを用意し，半角英数のセッティングにしておくことで，エラーを防ぐことができる．

3.1 データセットの作成

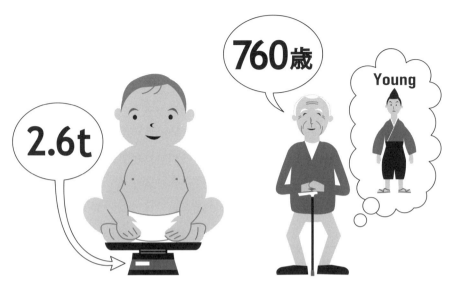

2.6トンと760歳というびっくり人間も入力ミスによってこの世に存在することになる

2,600 g（2.6 kg）を kg 単位の入力欄に 2600 と入れたのだろうと推測がつくのでまだよいが，例えば肝機能の値を誤入力（γ-GTP が 16 のところを 160 に）してしまったら，誤りに気づかずそのまま解析してしまう危険性がある．先日，あるデータで 760 歳が登場した．本当だったらワールドレコードである．しかし，データ上では体重 2.6 トンの大型人間や鎌倉時代生まれの超長寿さんも存在してしまうのである．

システマティックに異常値を発見する方法の 1 つとして，範囲，分布を見るというのがある．全データの分布を見れば，おかしな値があってもすぐに気づくことができる．

手元にデータが揃ったとき，もしくは揃えている最中でも，あり得ない値が入っていないか？ データ同士の組み合わせとしてあり得ない組み合わせ（糖尿病の欄には「なし」と入力されているにもかかわらず，HbA1c が 13.4% だったり，インスリンの投与があったり）が入力されていないか？というのは常にチェックしておきたい．早い段階だったらカルテに戻ったり，データ収集のやり直しができる．

データセットをつくるときには，できるだけリアルタイムでデータを確認して

いくことが大事である．もちろん研究の規模にもよるが「一気に集めてあとで入力しよう」と思っていると，収集したいはずのデータがちゃんと収集されていなかったり，収集したはずのデータの意味が違っていることに気づきにくい．リアルタイムでデータを確認していれば，問題の発生に気づいたときにすぐに臨床現場に戻って，場合によってはデータを取り直すことができる．入力中にもチェックしていくことが大事である

最近では，Electronic Data Capture（EDC）を用いてデータを収集する研究が増えている．単に入力を行うだけでなく，事前に充分なロジカルチェックルールを決めておいて，それを EDC に組み込むことで，単純な入力エラーについては入力時にエラーチェックがかかり，入力者がその時点で気付くことができる．また，EDC にデータの基本的な分布を確認する機能を持たせておくことで，全体データの中からエラーを見つけることが可能となる．これは多施設共同研究における中央モニタリングの基本となる．

3.2 欠損（欠測）値の扱い方

欠損（欠測）値というのはどんなに気をつけていても，臨床研究では常に起こり得る．もちろん研究デザインやデータ収集を工夫することで欠損値が発生しないようにすることが最も重要であるが，欠損値が発生してしまい，そのデータを解析しなければならないときの対処方法としてはいくつか手段がある．

一番シンプルでデータに対して正直な対処方法は，欠損はそのまま欠損として解析することである．しかし欠損値が多くなると，代表値（平均値や％）の信頼性が低くなり，多変量解析を行う際には，利用できる患者データが少なくなる危険性がある．

1つの考え方として，臨床現場の流れに即した方法として「みなし解釈」がある．カルテ上に記録がなくて欠損になったということは，その変数が対象とする状態がなかったから医師が記録しなかったと考えられる．これは臨床現場では通常行われている診療であり，そのような解釈ではデータの欠損とはならない．例えば，糖尿病に関する記載がなければ，糖尿病の既往がないとみなすことができる．これを「みなし解釈」と呼んでいる．

3.2 欠損（欠測）値の扱い方

「みなし解釈」が妥当かどうかというのは，変数に依存する．特別な既往歴がなければ「なし」とみなせると判断できるが，高血圧症の患者で降圧薬が欠損の場合，降圧薬を「なし」とみなすことは困難である．ケースバイケースである．

2元変数の長所の1つに，欠損値を少なくできることがある．例えばカルテの

欠損（欠測）値の取り扱い

欠損（欠測）値の取り扱いについては，セミナーや講演会でよく質問を受ける．きちんとした研究計画書を準備し，CRC（臨床研究コーディネーター）がデータを収集するようなきちんとした臨床研究でも，現実には欠損がしばしば発生する．もちろん欠損値がないように研究の企画や実施段階で最大限の努力を行うことは必須である．しかしながら発生した欠損値については，
1. 欠損値を含んだまま解析
2. 欠損値を「みなし」で置き換えて解釈
3. 補完（imputation）を行う

のいずれか方法で処理をする．

欠損値を含んだまま解析を行うことは，データが人工的にならない，という意味においては安心である．しかし欠損値が発生した患者群にある傾向があったり，ある変数ばかりに欠損があることで，その変数の影響が変わることがある．また多変量モデルを作成する際に，欠損値が発生した変数の組み合わせによっては，実際に計算に使っている症例数が大きく減ることがある．

「みなし」は臨床医学では多く利用されており，例えば心不全がある患者は，カルテに「心不全あり」と記載したり，心エコー検査を実施したりするが，そうでない患者はカルテにも記載しない．また，既往歴を有する患者はカルテに記載するが，そうでない患者は記載しないことがある．そのように臨床現場のロジックで「欠損」＝「ある意味」である場合は，その「ある意味」で置き換えることが可能である．ある種の補完（imputation）でもある．

補完は，他の測定されている変数から欠損値の部分を計算で推定して，その値を代入してその後の解析を行う方法である．症例数が少ない治験などでは欠損値があるとその後解析が困難になるので，補完はよく用いられる．

しかし，どの手法を使っても，その手法を使うロジックが必要であり，そもそも欠損値がどのくらいあるか？　欠損値はある群に偏っていないか？などを記述統計を通じて，充分にチェックすることが最も重要である．

情報を元に糖尿病のあり／なしを評価するときに，糖尿病の有無についての記載がなかった場合，「糖尿病があれば医師はきちんとカルテに書くだろう．糖尿病の有無について医師は訊いたけれども，なしだったのでカルテには書かなかったのだろう」と判断できるものに関しては，「みなし解釈」で欠損値を「なし」とすることで，欠損値を少なくできるというメリットがある．

この「みなし解釈」に関しては，最初の研究デザインの段階で決めておくことが重要である．研究者グループで「この変数（因子）に関しては，データがなければ『その因子はなし』と判断して良い」と決めていれば，「みなし解釈」は問題ない．

統計解析ソフトウェアによっては，データ上の他の変数をもとに欠損を自動的に埋めてくれる機能（imputation）がついているものもある．欠損値を減らすことによって有意差（「有意差」については4.1節「検定とは」〈p.54〉参照）が出やすくなり，多変量解析では使える観察が増えて有意な変数が増えるなどのメリットがある．要は似たような患者のデータを参考にして欠損値を補填するしくみだが，これにも賛否両論がある．Imputation はデータを人工的な物に加工していると言えるからである．

どの手法を採用するにしても，欠損値の存在やその発生が系統的（バイアス）なのかどうかの確認が必要である．例えばRCTで，一方の群のほうが，欠損値が多く発生しているなどの場合は，明らかに系統的な欠損の発生（バイアス）である．欠損値がランダムに発生せず，一方に偏る理由が認められそうな場合は，そこから先へ進んでは（解析しては）いけないくらいの大きなバイアスの元である．

3.3 データクリーニング

図3.5はあるデータセットの例である．パッと見て，IDが全然統一されていないことが目につく．全角，半角もばらばらで，性別には「男」「女」という文字が入っている．薬剤も文字で，複数の薬剤名が読点「、」で区切って入力されているところがある．既往歴も病気の名前が入っている．基本的にテキストは解析ができない．複数の要素を読点で区切って2つ以上記入するのは避けたい．前に述べたカルテの記載そのままのデータのようである（図3.2〈p.34〉を参照）．データ

3.3 データクリーニング

患者ID	年齢	性別	既往歴	糖尿病歴	薬剤	入院歴	...
129156	68	男	心筋梗塞	10年	ノルバスク	あり	...
258909	52	女	肺炎	6ヶ月	なし	あり	...
12-345-7	100	女	認知症、関節炎	薬剤性	アリセプト、プレドニン	あり	...
236556	29	男	なし	不明	なし	なし	...

図 3.5 クリーニング前のデータセット例

RESID	AGE	MEN	HMI	DMYEAR	DRUG	CAANT	HOSP	...
00001	68	1	1	10	1	1	1	...
00002	52	0	0	0.5	0	0	1	...
00003	100	0	0	0	1	0	1	...
00006	29	1	0	0	0	0	0	...

図 3.6 クリーニング後のデータセット例

クリーニングしなければ解析できない．

そしてこのデータをクリーニングした後の例が図 3.6 である．

まず患者 ID は切り離して "RESID"（Research ID〈研究 ID〉の略）という列をつくり，00001，00002，00003，...，と順に入れる．RESID は必ずしも連続した番号である必要はなく，登録後に除外された患者の番号が抜けることはよくある．図 3.6 では 00003 の次は 00006 に飛んでいる．しかし研究 ID の重複はダメである．

年齢は AGE，性別は 1 と 0 の変数にするため，1 が何を指すかということをタイトル行で示す．ここでは "MEN" にしたので男性を 1 にした．ということは，女性は 0 を入力することになる．

既往歴は，解析対象である心筋梗塞のみに絞って "HMI"（History of Myocardial Infarction）の列をつくり，ある／なし（1 と 0）で表すようにすると，ここに 1

が入ることで心筋梗塞の病歴があることがわかる．その他の肺炎や認知症も解析に必要であれば，それぞれの列を作成すると良い．

糖尿病歴は"DMYEAR"（Diabetes Mellitus Year）と年単位で表現するようにして，6カ月は 0.5（年）に変換する．薬剤に関しては，まず薬剤のある／なし（変数名　DRUG）だけで分別して，そこから薬剤のある群については，さらにカルシウム拮抗薬（変数名　CAANT（Calcium Antagonist））があるかどうか，という形で，列を横に足しながらどんどん細分化をしていく．入院歴（変数名HOSP（Hospitalization））も同様にあり＝1，なし＝0 と数値に変換する．

このような細分化を繰り返すことで，もともとの調査票は項目数（列）が 30 くらいでも，クリーニング後には列数が 10～20 倍にまで増えることもよくある．

3.4 入力規則

できれば研究をデザインするとき，遅くとも統計解析に入るまでに入力規則をつくっておきたい．

入力した数字の 1 が何を表すのか，入力しているときは頭の中にあるけれども，ちょっと離れると，あっという間に忘れてしまうものである．どのように定義したかも，解析時には忘れていることが多い．入力規則が手元にあれば，常に解析ラベルが何なのかというのがすぐわかるので便利である．できるだけ研究の開始前につくっておきたい．

図 3.7 はある臨床研究の入力規則の例である．研究 ID，入院年月日，年齢，性別の順に並ぶ．年齢は数値，性別は 0，1 で，0 は女性，男性を 1 にしている．"COND1" は condition 1 で，患者さんの状態を表し，1 が入院，2 は転棟，3 が退院としておくなど，定義の一覧を作成しておく．

図 3.8 は別の臨床研究の入力規則の例である．どのような変数があり，どのような定義で入力されているのかなどを一覧にして解析の際に利用している．

臨床研究のワークショップで，受講者に（自己流で作成した）クリーニング前のデータセットとクリーニング後のデータセットを解析して比べてもらうと，クリーニング前のデータセットで解析することがいかに解析しにくいか，というこ

3.4 入力規則

解析用ラベル	元ラベル	入力規制	変数の定義		欠損	備考
RESID	研究ID	ID数字	-		なし	問合せ
DATE	入院年月日	西暦/月/日	-		なし	問合せ
AGE	年齢	数値	-		なし	問合せ
MEN	性別	0/1	0 女	1 男	なし	B1と照らし合わせる

解析用ラベル	元ラベル	入力規制	変数の定義		欠損	備考
COND1	患者の状況	1~4	入院1 転棟2 退院3		①	転棟日, 入院日と照らし合わせる
DATE1	日付	西暦/月/日	-		なし	転棟日12時に一番近い1日のデータを問合せ
WARD1	病棟	1~5	4A 1 R2 2 R3 3 R4 4 他 5		なし	入院患者移動状況月報転棟日時の病棟
WCOM1	その他内容	記載を入力	-		空白	
SBP1	血圧(上)	数値	-		なし	転棟日12時に一番近い値を問合せ
TEMP1	最高体温	数値	-		なし	転棟日12時に一番近い値を問合せ
A1	70歳以上である	0/1	0 69歳以下	1 70歳以上	なし	AGEと照らし合わせる
C1	既往歴がある	0/1	0 なし	1 あり	0	スコアあれば1
Ca1	転倒転落したことがある	0/1	0 なし	1 あり	1	スコア有, 他チェックなければ優先的に
FALLDN	転倒転落有無	0/1	0 なし	1 あり	なし	
FALL	転倒有無	0/1	0 なし	1 あり	なし	
NFALL	転倒回数	数値	-		なし	
DOMN	転落有無	0/1	0 なし	1 あり	なし	
NDOMN	転落回数	数値	-		なし	
LOS	入院日数	数値	-		なし	転棟日から退棟日まで
DAYS	転倒転落までの日数	数値	-		なし	転倒転落ない場合は入院日数
FALLDAYS	転倒まで日数	数値	-		なし	転倒転落ない場合は入院日数
DNDAYS	転落まで日数	数値	-		なし	転倒転落ない場合は入院日数

図 3.7 臨床研究の入力規則例(1)

≪患者情報≫

調査票ラベル	解析用ラベル	元ラベル	入力規制	詳細
F2-1	RESID	調査ID(9桁)	9桁	調査ID
F2-2	BIRTH	生年月日	西暦/月/日	生年月日
F2-3	MEN	性別	1/0	1)男性, 0)女性
F2-4	RACE	人種	1-4	1)日本人, 2)日本人以外のアジア人, 3)その他, 4)不明
	RACEOTH	人種/その他	記載内容入力	その他内容記載
F2-5	WEIGHTADMK	入院時体重	数値	入院時体重(kg)
	WEIGHTADMG	新生児、乳児g記載体重	数値	入院時体重(g)
	NICU2500	NICU入院の内、入院時体重2500g未満	0/1	1)NICU=1かつ入院時体重2500g未満, 0)NICU=1かつ入院時体重2500g以上
	NICU2000	NICU入院の内、入院時体重2000g未満	0/1	1)NICU=1かつ入院時体重2000g未満, 0)NICU=1かつ入院時体重2000g以上
F2-6	DATEADM	入院日	月/日/西暦	入院日
F2-7	DATEDISC	退院日	月/日/西暦	退院日
F2-13	ADM_2	入院経路	0/1	0)予定(待機)入院, 1)緊急入院
	ADMOTH	入院経路/その他	記載内容入力	その他内容記載
F2-8	DISC	退院理由	1-6	1)自宅退院, 2)転棟, 3)転科, 4)転院, 5)死亡, 6)その他
	DISCOTH	退院理由/その他	記載内容入力	その他内容記載
F2-9	DIVISION	診療科	1-12	1)小児科, 2)小児新生児科, 3)小児外科, 4)心臓血管外科, 5)脳神経外科, 6)整形外科, 7)泌尿器科, 8)耳鼻咽頭科, 9)眼科, 10)皮膚科, 11)形成外科, 12)その他

図 3.8 臨床研究の入力規則例(2)

とを受講者の全員が実感する．統計解析では，解析を始める前にそのデータがきちんと解析できる状態になっているかどうかの完成度が重要なのである．筆者は，解析の前にデータがどれだけきれいになっているかということに意識を注いでおり，臨床研究における統計解析の肝であると考えている．よい統計解析をするには，よいデータセットをつくっておかなければならない．解析を始めてしまってから，データのミスが見つかったり，1つでもおかしなデータが混入しているのがわかると，すべてやり直しである．それまでのすべての時間とエネルギーが水の泡となってしまう．解析の途中で患者が増える（新たな患者が追加される）こともある．これも困る．エラーではないけれども，ときどき起こる．

いちばん望ましい楽な方法はEDC（Electronic Data Capture）やMicrosoft Accessなどの，ロジカルチェックが可能で事前にデータ構造を設定できるデータベースを使うことであろう．入力時に手入力のミスを防げるだけでなく，統計解析に使うデータセットを出力する際にも便利である．

例えばある検査値の項目欄は2桁しか入らないと設定しておけば，とんでもない数字は受け付けなくなる．ある項目が「あり（1）」だった患者しか下の欄（例えば薬剤名）には入力できないという設定も有効である．「入力ミスは必ず起こる」ことを前提に，いかに入力時のシステムチェックでミスを防ぐかという視点を持っておくと，だいぶ楽になる．

図3.9はAccessで作成した入力フォーム例である．入力されていないところに色がつくようになっており，どこも全く入力されていなかったら次に進めないようにつくられている．また，事前に設定した範囲を外れる値が入力された場合は，警告が表示され次に進めなくなる機能も必要である．

このようなシステムをつくるのは手間なのだが，一旦入力した後にエラーを探すことは大変なので，労力としては元が取れる．もちろん研究予算があれば，専門業者にEDCを作成してもらうことでシステム構築作業は省略できるが，「どの変数にどのようなロジカルチェックをかけるか」ということは研究者が判断しなければならず，研究デザインや変数について充分な学習をしておく必要がある．

図3.10では「2.イベントの種類」を選んだ人は次の「3.上記の判断の確信度」にチェックが入らないといけないようになっている．このような質問項目について「選ばないとエラーが出る」といった形で，入力ミスを防ぐための工夫を，シ

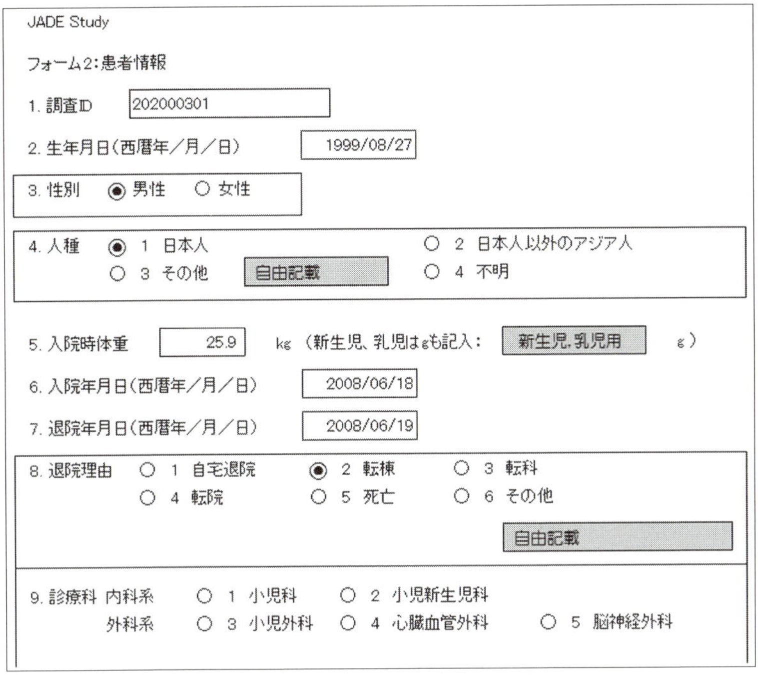

3.4 入力規則

```
JADE Study
フォーム2:患者情報
 1. 調査ID      202000301
 2. 生年月日(西暦年／月／日)    1999/08/27
 3. 性別   ● 男性   ○ 女性
 4. 人種   ● 1 日本人          ○ 2 日本人以外のアジア人
          ○ 3 その他  自由記載   ○ 4 不明
 5. 入院時体重   25.9   kg (新生児、乳児はgも記入： 新生児、乳児用   g)
 6. 入院年月日(西暦年／月／日)    2008/06/18
 7. 退院年月日(西暦年／月／日)    2008/06/19
 8. 退院理由  ○ 1 自宅退院    ● 2 転棟    ○ 3 転科
            ○ 4 転院        ○ 5 死亡    ○ 6 その他
                                              自由記載
 9. 診療科 内科系  ○ 1 小児科    ○ 2 小児新生児科
         外科系  ○ 3 小児外科  ○ 4 心臓血管外科  ○ 5 脳神経外科
```

図 3.9 Access で作成した入力フォーム例（1）

ステムを使ってすることが可能である．

　以下は，EDC を使わずに紙の調査票で実施した，ある RCT におけるデータセット作成の流れと，データ不備例およびその対策方法である（図 3.11）．それぞれ紙ベースでデータを収集する参加施設と，代表研究者が所属する事務局，さらにデータマネージメントセンターという3つの役割に分かれ，参加施設はそれぞれ患者登録をして，ある時点の予後調査では図 3.12 のような調査票に沿ってデータを収集した．

　参加施設がデータを収集し，事務局へ紙媒体で送付する．事務局では紙媒体からデータを手入力し，入力後のデータがデータマネージメントセンターに送付されるという形になっている．

　もちろん，参加施設での入力時点から EDC を利用することで，よりエラーが少なくなるのであるが，すべての研究でそのようにできるわけではなく，このときも紙媒体からデータを手入力で行った．

3章 データ収集とデータクリーニング

```
┌ 2. イベントの種類 (1つだけ選ぶ) ─────────────────────────────────
│  ○ 1 ADE   ● 2 潜在的ADE   ○ 3 処方エラー (ADEリスクなし)   ○ 4 エラーを伴わない潜在的ADE   ○ 5
├ 3. 上記の判断の確信度 (1つだけ選ぶ) ──────────────────────
│  ○ 1 ほとんど根拠はない      ○ 2 少しは根拠がある
│  ○ 3 五分五分かそれ以下      ○ 4 五分五分かそれ以上
│  ○ 5 強い根拠がある          ● 6 ほぼ確実な根拠がある

***ADEについてのみ***
┌ 4. ADEの重大性 (1つだけ選ぶ) ─────────────────────────
│  ○ 1 致死的    ○ 2 生命に関わる    ○ 3 重大    ○ 4 重要

***潜在的ADEについてのみ***
┌ 5. 潜在的ADEの重大性 (1つだけ選ぶ) ─────────────────────
│  ○ 1 致死的なADEとなる可能性     ○ 2 生命に関わるADEとなる可能性
│  ○ 3 重大なADEとなる可能性      ● 4 重要なADEとなる可能性

***ADE, 潜在的ADE, 処方エラーについて***
```

図 3.10 Access で作成した入力フォーム例 (2)

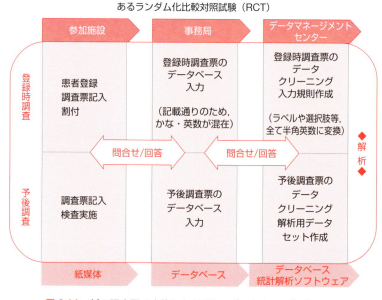

図 3.11 紙の調査票で実施した RCT のデータセット作成の流れ

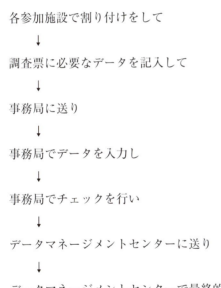

図 3.12　多施設参加の調査票例

各参加施設で割り付けをして
　　↓
調査票に必要なデータを記入して
　　↓
事務局に送り
　　↓
事務局でデータを入力し
　　↓
事務局でチェックを行い
　　↓
データマネージメントセンターに送り
　　↓
データマネージメントセンターで最終的なチェックを行う

という流れになる．データマネージメントセンターでは，データがすべて揃っているか，不備はないか，すべて半角英数字になっているかなどをチェックしたうえで，解析ができるような状態にまでクリーニングする．

　では各段階でどんなエラーがあるか？

　各参加施設では，登録番号の重複，同一患者の登録ということがあった．同じ

3章 データ収集とデータクリーニング

表3.1 Excelを使ったデータベースのエラーの見つけ方

エラーの種類	確認方法と対策
重複登録	登録番号や生年月日など数項目で，関数を用い照合．重複があれば問い合わせる．
入力ミス	手入力の場合，ダブルチェック．組み合わせ項目の入力などは関数を複数用いて確認．欠損は，入力漏れとの区別のため「．」を入力するなどしておく．
検査値が異常値	許容範囲かソートで確認，または統計解析ソフトウェアで値の分布を確認．分布の両端10%程度の値は，研究者に医学的判断を確認し，記載・入力ミス等がないか問い合わせる．
年月日の時系列がおかしい	日数を出し，0日またはマイナスになる場合などについて確認，問い合わせをする．
データベース管理上のミス	データベース管理用に項目を追加したり（問い合わせ状況等），変更履歴やQ&A，特記事項・対応を記録する別ファイルを作成する．

人が重複して登録されていたりとか，違う人なのに同じ研究IDがついていたのである．ほかには調査票に異なる検査値のデータが入っていたり，登録したけれども事務局には報告されてこない「登録の報告漏れ」もあった．

事務局の段階では，入力時の誤入力が多く発生していた．

事務局で一度チェックを行ってからデータマネージメントセンターに送付されたデータでも，

- 観察期間と観察終了日にずれがある（観察終了日が観察期間より後）
- 観察日数がマイナスになっている（観察終了日が登録日より過去）
- あり得ない検査値が入っている

などの入力ミスがある．

また最初に入力の定義を明確にしておかないと，例えば「喫煙歴あり」を，ある施設では現在の喫煙者と過去の喫煙者を「喫煙歴あり」にし，別の施設では現在の喫煙者だけを「喫煙歴あり」して入力し，そのままデータベースが作成されたこともあった．

このようにさまざまな段階で多様なエラーが起こったのであるが，最も有効な対策はEDCを利用することである．調査票を入力する際には，2人でダブルチェックすることで可能な限り入力ミスを発見するように努めることも推奨される．

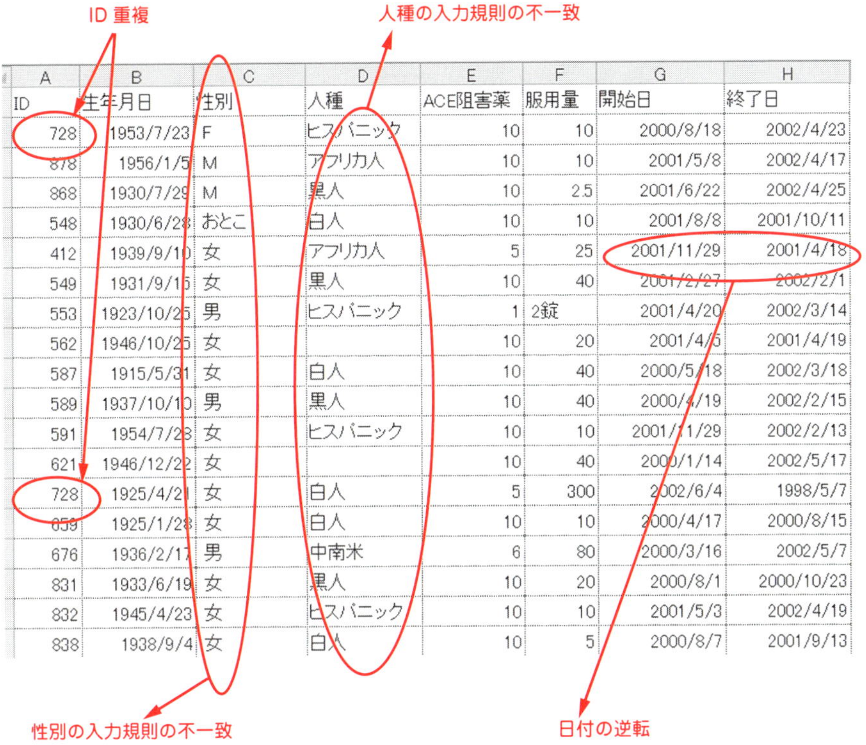

3.4 入力規則

ID 重複 →
人種の入力規則の不一致 →

ID	生年月日	性別	人種	ACE阻害薬	服用量	開始日	終了日
728	1953/7/23	F	ヒスパニック	10	10	2000/8/18	2002/4/23
878	1956/1/5	M	アフリカ人	10	10	2001/5/8	2002/4/17
868	1930/7/29	M	黒人	10	2.5	2001/6/22	2002/4/25
548	1930/6/28	おとこ	白人	10	10	2001/8/8	2001/10/11
412	1939/9/10	女	アフリカ人	5	25	2001/11/29	2001/4/18
549	1931/9/16	女	黒人	10	40	2001/2/27	2002/2/1
553	1923/10/25	男	ヒスパニック	1	2錠	2001/4/20	2002/3/14
562	1946/10/25	女		10	20	2001/4/5	2001/4/19
587	1915/5/31	女	白人	10	40	2000/5/18	2002/3/18
589	1937/10/10	男	黒人	10	40	2000/4/19	2002/2/15
591	1954/7/23	女	ヒスパニック	10	10	2001/11/29	2002/2/13
621	1946/12/22	女		10	40	2000/1/14	2002/5/17
728	1925/4/21	女	白人	5	300	2002/6/4	1998/5/7
659	1925/1/28	女	白人	10	10	2000/4/17	2000/8/15
676	1936/2/17	男	中南米	6	80	2000/3/16	2002/5/7
831	1933/6/19	女	黒人	10	20	2000/8/1	2000/10/23
832	1945/4/23	女	ヒスパニック	10	10	2001/5/3	2002/4/18
838	1938/9/4	女	白人	10	5	2000/8/7	2001/9/13

性別の入力規則の不一致 ↑ 　　　　日付の逆転 ↑

図 3.13 Excel 上でのエラー例（1）
ID の重複，入力規則の不一致，日付の逆転

　Excel を使った一般的なデータベースにおける，エラーの見つけ方を**表 3.1** に挙げた．

　重複登録に関しては，誕生日や男女の数項目を組み合わせ，関数を使って重複と思われる患者を探す．重複 ID も，関数で ID の重複がないかをチェックする．

　入力漏れか，それとも元々データが測定されなかった欠測値なのかを区別するために，欠損値にはピリオド「．」を入れるようにすれば，後から見直すときにわかりやすい．

　検査値に関しては，データ入力が一段落した段階で，分布を確認し，外れ値を目視する．外れ値がある場合はそれが臨床的にあり得るのかどうかを，研究者に問い合わせて確認する．値が高いほうと低いほう，それぞれ 10% くらいのところ

	S	T	U	V	W
	過去の血	喫煙歴	糖尿病	糖尿病治療	クレアチニン
			0	0	0.8
			0	0	0.5
			0		1.1
		過去	0	0	0.5
		現在	1	1	1
		過去	0	0	０.８ ← 全角
		現在	0		0.9
			0		0.8
		現在	0		1.1
			0	0	21 ← 異常値?
			0	1	0.9
		現在	1	0	0.5
		過去	1	0	0.6
		過去	0	0	0.6
		なし	0	0	1.1
			0		0.8

図3.14 Excel上でのエラー例（2）
全角数字と異常値の混入

をリスト化し，それらがあり得る値かどうかを研究者がチェックすることもある．

　年月日の時系列がおかしいことも多い．入院日と退院日が逆転していたり，患者登録日と観察終了日が合わない場合のチェックとして，関数でマイナスの値がないかを調べれば発見できる．

　図3.13の例では，まずID＝728の重複があり，開始日と終了日の逆転がある．日付の逆転は関数機能を使えば，マイナスになって現れるのですぐわかる．

　「性別」「人種」のように入力規則が不一致で，ばらばらに入っていたり，カタカナ，テキストで入っているようなものは編集機能の「置換」で一括して修正し，目視による確認だけでなく，できるだけ関数を使って，システマティックに直すようにしたい．

　図3.14では「クレアチニン」で1カ所全角になっている数字がある．1カ所全角になっているだけで，解析はうまくいかなくなる．またクレアチニンなのに21という異常値があったり，小数点が入っていないというのも実際によくあるエラーである．

　図3.15は変数間のロジックが合わないものの例である．飲むとしたら「低用量アスピリン」か「高用量アスピリン」のどちらかしかないはずなのに，両方に「あり」が入っている．「利尿薬処方」「ベータ処方」「Ca拮抗処方」のどれかを飲

3.4 入力規則

J	K	L	M	N	O
その他降圧薬	利尿薬処方	ベータ処方	Ca拮抗処方	低用量アスピリン	高用量アスピリン
あり			あり	あり	
					あり
			あり		
あり		あり		あり	
あり	あり	あり			あり
あり	あり			あり	
あり		あり	あり	あり	
あり		あり		あり	
あり	あり			あり	
あり	あり				あり
あり					あり
あり	あり				あり
あり	あり			あり	あり
あり		あり		あり	あり
					あり
あり	あり	あり			
					あり
					あり
	あり			あり	
あり				あり	

データ定義に合わない

図3.15 Excel上でのエラー例（3）
変数間のロジック不一致

Column

普段の診療の質を上げましょう！

　臨床医が自分の病院や診療所で収集したデータは，似たような患者さんにその日の思いつきで診療をした結果であるということが少なくない．思いつき（≒日々バラバラ）の診療が多くなるほど，診療の質がばらついてきれいな解析ができない．観察研究でよい研究をしようと思ったら，標準的で，安定した診療をしているのが大前提である．逆を言うと，臨床研究をきちんとやっている病院というのは，上がってくるデータがよいものになるよう気を配っているので，診療の質がよくなる．
　論文を執筆しようとする医師，特に若い先生には，臨床の勉強もがんばって，普段の診療の質も上げましょう！とお伝えしたい．

3章　データ収集とデータクリーニング

平均（SD）/中央値（四分値）

調査票の変数名	データセットの変数名	全体（n=2160）	欠損数
年齢	AGE	65(10)/66(58-72)	0
年齢65歳以上	AGE65	1154(53)	0
男性	MEN	1195(55)	0
現喫煙	CURTOB	459(21)	0
過去の喫煙	PASTTOB	445(21)	0
BMI	BMI	24(4)/24(22-27)	5
高血圧症	HTN	1242(58)	0
高脂血症	HILIPID	1144(53)	0
収縮期血圧	SBP	135(15)/134(126-142)	0
拡張期血圧	DBP	77(9)/78(70-82)	0
糖尿病罹病期間	DMYEARS	8.7(7.4)/7.1(3.0-12.4)	198
糖尿病性網膜症	DMRETI	326(15)	0
腎障害	DMNEPH	280(13)	0
尿蛋白（±）0.5以上	UPRO15	380(18)	41
尿蛋白（+）1以上	OVERPRO	288(14)	41

n（％）

図3.16　変数の記述統計をまとめたサマリー

んでいる人は「降圧薬」に必ず「あり」が入るはずなのに入っていない．このような変数間のロジカルが合わないものは関数でチェックをすることができる．

　データセットが揃って，いよいよ統計解析を始める……その前に，しつこいようだがもう一度すべての変数を確認しておきたい．これも統計解析の一部である．すべての変数について（すべてでなくても解析対象となる変数は少なくとも）記述統計（平均，SD，中央値，四分値，観察数，％，欠損数）を図3.16のようなサマリーにまとめておくと良い．

4 臨床研究で使われる統計基礎

統計解析には2つの基本的な概念がある．推定と検定である．

4.0 推定とは

　推定とは，調査した標本から母集団の特徴や規則性を推定することである．例えば平均値は，その母集団を代表する値として出しているので，推定値である．なお，代表する値として平均値を提示するということは，その母集団が正規分布であることが前提である．推定によく用いられる信頼区間というのは，おそらく真の値がこの辺にいるという確率が何%である，と幅を持たせた推定である．

　2.2節「標準偏差と標準誤差」(p.16)で扱った標準偏差の分母も，$\frac{1}{n}$ ではなく $\frac{1}{n-1}$ にしたのは母集団の分散（不偏分散）を推定するためである．我々が臨床研究でデータを提示するとき，常に母集団について推定し，それを報告しているのである．

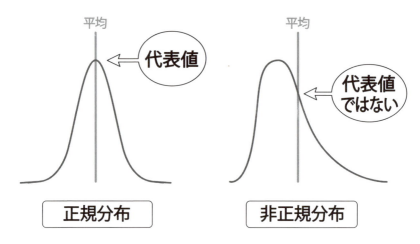

正規分布であれば分布の代表値として平均値を使えるが，非正規分布の場合は平均値を代表値として扱うのは適切ではない

4.1 検定とは

　もう1つの検定というのは，ある仮説が正しいかどうかを収集したデータから判定することである．

　簡単な例を用いると，Aという新しい薬剤ができた．このAについての治験を行い，患者に効果がないのかどうかを判定するのが検定である．

　Aを投与した患者集団（標本）と，投与しなかった患者集団（標本）について，アウトカムと考えられる数値を比較するといくばくかの差があった．差があったのであれば，当然Aには何らかの効果があったと考えられる．しかし，この差が偶然（たまたま）ではなかったのか．真実は差がないにもかかわらず偶然に差が発生した可能性を計算することで，「差がある」「効果がある」ことにどのくらいの信用があるのかを定量する手法が検定である．

　検定は「両者の母集団における影響に差はない（同じ）」という仮説（帰無仮説）を立て，その帰無仮説の確率（p値）を計算する．「差がある」ことを伝えるのに，「差がない」ことを仮説にして，その仮説が起こる確率（p値）が小さいことを実証するのである．

とかく p 値が 0.05（5%）より低ければ，「有意差あり」と表現してしまいがちであるが，p 値の意味するところをきちんと考えたい．

上記の例を使うと，A を投与した標本集団（X 群）のある測定値（仮に血圧とする）と，A を投与しなかった標本集団（Y 群）の血圧が得られた．X 群の平均値と Y 群の平均値から t 検定（4.3 節「t 検定」〈p.59〉参照）を行ったところ p 値は 0.05 未満だった．これは帰無仮説の確率が 0.05 未満だということを示し，臨床研究の現場ではよく「有意である」「両者には有意な差がある」と表現される．

帰無仮説の確率が 0.05 未満というのはどういう意味か？ それは

> A が投与された X 群の母集団の測定と A が投与されなかった Y 群の母集団の血圧が等しい場合に，同じような研究を行ったら，今回の X 群の平均値と Y 群の平均値という結果が出る確率は 0.05（5%）未満である

ということを意味している．

5% もないということは，この 2 つの母集団の血圧が等しいという前提は崩れたと考える（前提どおり 2 つの母集団が等しいのであれば，p 値はもっと高い数値になって，もっと頻繁に起こるはずである）．X 群の母集団（A を飲んでいる人全員の血圧）と Y 群の母集団（A を飲んでいないない人全員の血圧）は異なると判定される．つまり母集団が異なる，A の投与は効果があると推定できる．

この大原則を理解していないと，p 値の乱用や誤った使い方をしてしまう可能がある．

上記例のような連続変数の差の検定であろうが，例えば「身長と声の高さに関係があるか」など 2 つの連続変数の関連度を見る相関の検定であろうが，2 群間の比率の差の検定であろうが，基本的な考え方は同じである．

4.2 検定の根本的な考え方

筆者が大学院で統計学を学んでいるときに，いろんな数式に出合った．必死でそれぞれの数式を覚えたり計算をしていたのだが，あるとき以下の①〜③の考え方ですべての統計が説明できると気づいたとき，ふっと肩の荷が下りた．

ざっくり言うと

① 検定を行うにはまず統計量（Z値）を求める．
② Z値というのは

$$\frac{\text{要約観察値} - \text{仮説値}}{\text{ばらつき}}$$

である．

③ 求めたZ値が，分布（Z値の場合は正規分布）のどこにあるかというところからp値が求められる（図 4.1）．

の考え方ですべての統計は捉えられる．

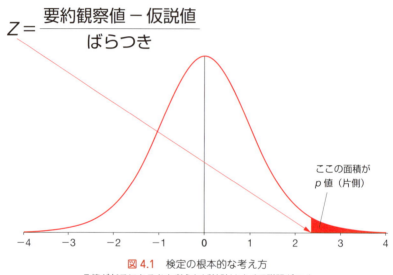

図 4.1　検定の根本的な考え方
Z値がどこにあるかを考えれば統計はすべて説明がつく

なお「要約観察値」とは筆者が統計を教えるときに使っている言葉だが，データ（標本）から得られた比較したい測定の代表値であり，連続変数なら平均値や中央値，2元変数なら割合である．「仮説値」とは群間で差がない前提における値のことで，平均値（比率）の差が要約観察値なら差がない前提はゼロになる．2群間の差を比較したいのであれば，平均値（比率など）の「差」を要約観察値とみなして仮説値をゼロとしてもよいし，一方の群の平均値（比率）を要約観察値，他方の群の平均値（比率）を仮説値とみなしてもよい．結局同じ数式となる．

さて，図4.1の分布の平均値は0であり，標準偏差（SD）は1，山状の曲線の

下の面積は 1（＝100%）である．

　大事なことは，計算した統計量が，図 4.1 の分布（この場合は正規分布を例として挙げている）の大体どの辺に位置するのかを把握することである．横軸が±1.96 から先の面積はそれぞれ 0.025 で，足すと 0.05（両側検定）．つまり Z 値が 1.96 より大きいか，あるいは−1.96 より小さくなるような Z 値が得られた場合の確率は 5% 未満である．Z 値がどのくらいになれば p 値が有意になるのかという感覚をつかんで見ていくとわかりやすい．

　連続変数では，例えば A 群の血圧と B 群の血圧が同じか，それとも違うかというのを比較したいとき，A 群の平均値（要約観察値）と，「同じである」と仮定した B 群の平均値（仮説値）の差をばらつき（A・B の平均値の差の標準誤差）で割る（**図 4.2**）．これは t 値と呼ばれ t 検定に使われる．Z 値や正規分布は理論的な値や分布であり，現実の値ではこの理論値からずれるため，t 値や t 分布が用いられ，p 値が 0.05 になる場合の値が少し異なる．n が大きくなれば，t 値や t 分布は Z 値や正規分布に近づいていく．

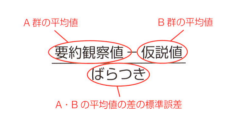

図 4.2　連続変数の場合の Z 値（実際には t 値）

　もう 1 つの例は，「何人中何件あった」というような 2 元（名義）変数における検定である．これは 2×2 表や 2×3 表など（一般に $m \times n$ 表）について，各行（もしくは各列）における比率が同じであるかどうかの検定である．考え方は，先ほどの要約観察値から仮説値（差がない前提）を引いて，ばらつきで割ったやり方と同じである．

　まず，仮説値（差がない前提）を考えよう．それは全体の標本数および各行・各列の総数（$m \times n$ 表の外枠．**図 4.3** では ⬯ で囲んである部分）は変えずに，各行（もしくは各列）における比率が同じ状態であり，各セルの期待値となる．

　次にばらつきであるが，このような分布の場合，期待値がばらつきを表現する

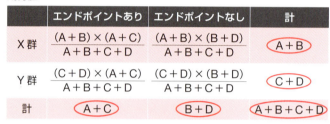

図4.3 名義変数の場合の検定
表をつくって各行・各列において割合が同じかどうか調べる

（期待値の平方根＝ばらつき）．そして，先ほどの平均値の計算（じつは，これは次ページで述べる t 検定である）と同様に，各セルごとに要約観察値から仮説値（期待値）を引いた値をばらつき（$\sqrt{期待値}$）で割ることができる（図4.4）．t 検定は差の標準誤差で割るが，今回は $\sqrt{期待値}$ で割る．各セルごとに観察値から期待値を引いて，それを $\sqrt{期待値}$ で割ったものを二乗し，すべてのセル（2×2 表なら 4 セル，2×3 表なら 6 セル）を足し合わせた数値を，自由度（2×2 表の場合は自由度＝1，2×3 表の場合は自由度＝2）に応じた χ^2（カイ二乗）分布上で同様にプロットして，その点よりも遠い（右）部分の線の下の面積を求めることができ，その値が χ^2 検定で求められた p 値になる（図4.5）．2×2 表の場合は，4

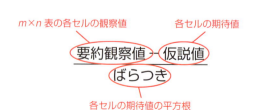

図4.4 名義変数（や2元変数）の場合の Z 値に該当するもの

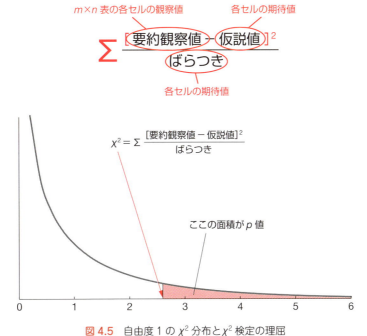

図 4.5 自由度 1 の χ^2 分布と χ^2 検定の理屈
図 4.4 の式の分子を二乗して足し合わせたのが χ^2 の値．χ^2 検定も Z 値の考え方が元になっている．

つのセルについて，すべてを二乗して足すことになり，2×2 表で用いられる自由度 1 の χ^2 分布は，正規分布を二乗したものと同じであり，p 値が 0.05 となる値は $1.96^2 = 3.84$ になる．4 つのセルについて計算したものを足して 3.84 となれば，p 値は 0.05 となる．

具体例を出して t 検定と χ^2 検定をもう少し解説しよう．

4.3 t 検定

t 検定は連続変数のときに用いる手法である．

例えば，年齢が 20～74 歳の男性で，高血圧，喫煙歴がある人たち（標本）のコレステロール値が，同世代の一般コレステロール値の平均である 211 と同じかどうかを調べるとする（図 4.6）．

いま手元にあるのは上記条件（20～74 歳，男性，高血圧，喫煙歴あり）を満

年齢20〜74歳の男性で高血圧喫煙歴のある群のコレステロール値は同世代の一般平均と同じか？

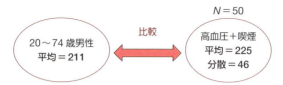

図4.6 コレステロール値を比較する t 検定の例

たしている 50 人の標本のデータである．コレステロールの平均値が 225，標準偏差（SD）が 46．この人たちが，高血圧も喫煙歴もない一般の同世代の人たちのコレステロール平均値 211 と，偶然を越えて異なるのか（＝有意か）というのを検定するときに行うのが t 検定（この場合は 1 サンプル）である（**図4.7**）．

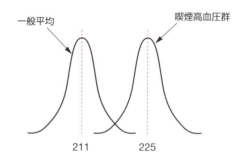

図4.7 t 検定の考え方
コレステロール平均値 211 と 225 それぞれの分布を比較する

手元にあるデータの平均値 225 という観察値と，比較したい一般男性の 211 という仮説値の差を取り，ばらつきで割る．この値（t）が t 分布のどこにあてはまるかを見て，それがグラフの中央付近にあるのか，端にあるのかを判断するのが t 検定である．

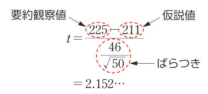

$$t = \frac{225 - 211}{\frac{46}{\sqrt{50}}} = 2.152\cdots$$

両側検定と片側検定の違い

論文でよく，two-sided p-value とか two-tailed test という記述を見かける．Two-sided でも two-tailed でも日本語では「両側検定」であり，t 分布では，求められた t 値（プラスの数でもマイナスの数でも）を中心（ゼロ）から線対称の両側の面積から p 値を求めている．

なぜ両側の面積を合わせるのか？ もし「観察値が仮説値よりも大きいかどうか」を検定するのであれば，「大きい」ことが検定の前提となる．しかし臨床医学ではこういう状況はまれであり，多くの場合は「観察値が仮説値と異なるかどうか」を検定する．その際には，t 分布（や正規分布）においては，差が完全にない真ん中（ゼロ点）を中心に「異ならない」と判断できる部分が，分布の中央に左右対称で存在する（図）．すると「異なる」と判断できる部分はその残りの部分すべてであるため，左右両方の端を足し合わさないと，「異ならない」でも「異なる」でもない部分が発生し，論理的に矛盾してしまう．「異ならない」＋「異なる」＝確率 1（100％）にしなければならない．従って，多くの検定では両側検定を行うことになる．臨床研究で片側検定（one-sided test もしくは one-tailed test）を使うのは，非劣性試験（Column「非劣性試験」〈p.95〉参照）を行うときであり，この場合は，最初から「劣らない」という 1 方向の前提がある．

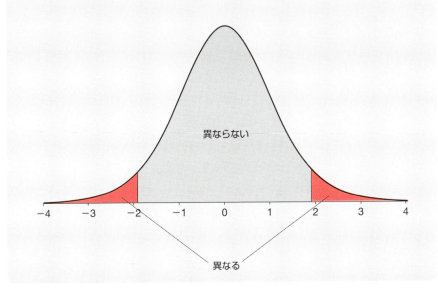

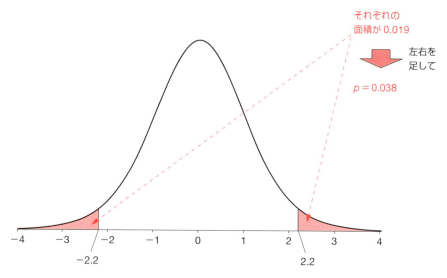

図 4.8 t 検定の t 値と p 値の関係
$t = 2.2$ の場合，横軸が±2.2 の両端のグラフ下の面積（図中の色がついた部分：左右それぞれ 0.019）が p 値．ただし「両側検定」なので，検定の際は 2 つを足した 0.038（3.8%）を p 値として使用する．

　計算の結果 $t = 2.2$ という値が出た．特別な状況を除いて，臨床のデータを検定するときは両側検定になるのでグラフの横軸の 2.2 と -2.2 の両方の位置を取る．そして，その点より左右両端の面積がそれぞれ 0.019 であり，左右両方を足すと 0.038（3.8%）．これが p 値になる（図 4.8）．p 値とは確率を意味する．つまり「両群の母集団の血圧が同じである」ときに，今回の結果が得られる確率 p 値が 0.038（3.8%）であることを示している．3.8% しかないのだから「同じである」確率は低いと判断でき「同じである」という仮説を棄却する．ゆえにこの 2 つの母集団の血圧は異なるであろうと結論づけられる．

　連続変数で 2 群間の検定をする際に大切なのは，分布を確認することである．正規分布なのか，非正規分布なのか（図 4.9）．また，正規分布だったら，広がり方すなわち分散が同等なのか，大きく異なるのかを確認する．専門的に書くと，「等分散」なのか，「非等分散」なのか（図 4.10）．比較したい群それぞれが同じような分散を持った群なのか．それとも両方とも正規分布ではあるけれども分散が異なるのか．それらの点を判断して解析を選ぶことになる．なお，非正規分布では平均やその平均を使って求める分散を解析に利用することは不適切なので，

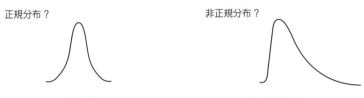

図 4.9 連続変数の比較 ① 正規分布か非正規分布か
連続変数の検定ではまず分布を確認することが大切

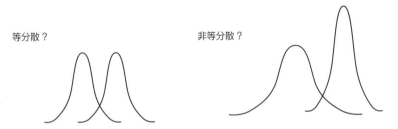

図 4.10 連続変数の比較 ② 等分散か非等分散か
図 4.9 に続いて正規分布だった場合 2 つの分布の分散が等しいか，異なるかを確認する

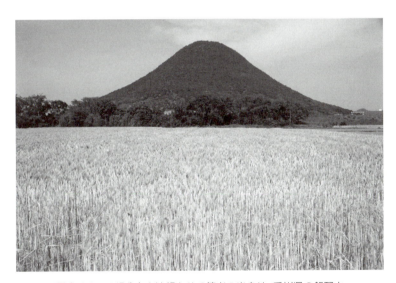

写真 4.1 正規分布を連想させる筆者の出身地−香川県の飯野山
ヒストグラムがこのような形になれば，正規分布と判断してよい
公益社団法人香川県観光協会より許可を得て転載
http://www.my-kagawa.jp/photo/10000793

等分散,非等分散はあまり気にしない.しかし非正規分布の比較でも,比較する両群の分布が似ていることは必要である.

　正規分布か非正規分布かというのは,ヒストグラム(グラフ)を作成して,分布の全体の形を見る.分布が富士山や飯野山(写真 4.1)のように両側に対称的に裾があり,山が1つであること,また中央値と平均値がほぼ一致しているかを確認して判断する.

　正規分布を確認する検定方法(Shapiro-Wilk test など)もあるのだが,標本数が大きくなると正規分布に見えても正規分布が棄却されてしまい(要はパワーが大きい),逆に標本数が少ないと正規分布が棄却されない(正規と判断する)ので,実用的ではなく,筆者は使っていない.ヒストグラムを見て判断することが一番簡単で確実である.このことは等分散を確認する検定方法(F 検定など)についても同じことが言える.ヒストグラムや記述統計(平均値,SD など)を見て判断することが重要である.

4.4　χ^2 検定

　t 検定は年齢や血圧などの連続変数を比較する検定であった.χ^2 検定は
「何人中何人に心筋梗塞が発生した比率を比較する」
「糖尿病がある群とない群で認知症の人数(比率)を比較する」
などの場合における,2元変数や名義変数の比率の比較に用いる検定である.

　例えば「自転車に乗って転んだ人のうち,ヘルメットを被っていると頭部外傷が少ないのか」という観察研究を行ったとする.得られたデータは図 4.11 に示すマトリクス(2×2表)のとおりとなった.全体で750人のデータが得られ,そのうちヘルメットを被っていた人が150人,被っていなかった人が600人.一方で,同じ750人のうち,頭部外傷があった人が200人,なかった人が550人という結果であった.

　知りたいのはヘルメットの有無と頭部外傷との関係なので,今回の仮説(差がない前提)は「ヘルメットの有無と頭部外傷は無関係」になる.

　仮説のとおりで,ヘルメットの有無が頭部外傷に関係ないとすると,それぞれのセルの割合は,標本全体750人における「頭部外傷のある人 対 頭部外傷のな

4.4 χ² 検 定

ヘルメットを被っていると頭部外傷は少ないか？

観察値

	ヘルメットあり	ヘルメットなし	計
頭部外傷あり	13	187	200
頭部外傷なし	137	413	550
計	150	600	750

仮説：ヘルメットは外傷には関係ない

期待値

	ヘルメットあり	ヘルメットなし	計
頭部外傷あり			200
頭部外傷なし			550
計	150	600	750

図 4.11 ヘルメットの有無と頭部外傷の関係を調べた観察研究の観察値

い人」の割合（200 対 550）に沿って，ヘルメットあり群でもヘルメットなし群でも，頭部外傷のある人対頭部外傷のない人の割合がどちらも同じく 200 対 550 になるはずである．個々を計算すると**表 4.1** のとおりになり，これが期待値である．

表 4.1 「ヘルメットを被っていると頭部外傷は少ないか？」の期待値

	ヘルメットあり	ヘルメットなし	計
頭部外傷あり	40 $\left(150 \times \dfrac{200}{750}\right)$	160 $\left(600 \times \dfrac{200}{750}\right)$	200
頭部外傷なし	110 $\left(150 \times \dfrac{550}{750}\right)$	440 $\left(600 \times \dfrac{550}{750}\right)$	550
計	150	600	750

「ヘルメットの有無と頭部外傷は無関係」が仮説なので，「ヘルメットあり」「ヘルメットなし」ともに頭部外傷のあり：なしの割合を 200：550 にして，各セルの期待値を計算する（p.58 図 4.3 参照）

この期待値（仮説値）と実際の観察値（要約観察値）を比較するのが χ^2 検定である．t 検定と同様，要約観察値と仮説値を引いて差を取ったものをばらつきで割る．χ^2 検定ではばらつき＝$\sqrt{期待値}$ なので，図 4.11 の観察値（上）の表と表 4.1 の期待値の各セル同士を比べて（観察値－期待値），以下の式のように 4 つの

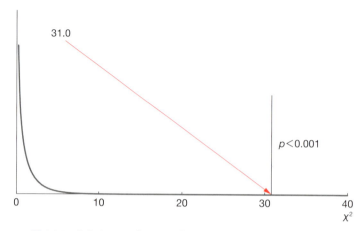

図4.12 自由度1の χ^2 分布：χ^2 の値を40付近まで延ばした場合

セルについて両方の差を二乗したものをすべて足し合わせる．

$$\chi^2 = \frac{(13-40)^2}{40} + \frac{(137-110)^2}{110} + \frac{(187-160)^2}{160} + \frac{(413-440)^2}{440}$$

$$= 31.065\cdots$$

　この統計量（χ^2 値）を計算すると31.0．先ほどの t 分布とは異なり，χ^2 分布では左右対称の形にはならず，また（二乗しているので）マイナスを取らないプラスのみの右裾の長い分布になる（図4.12）．横軸の目盛りで31は図4.12の矢印の辺りになる．細かい値は統計学の成書に譲り，本書では割愛するが，横軸の目盛りが3.84の位置で，それよりはずれた部分の面積（p 値）は0.05（5％）になる（$3.84 = 1.96^2$ であることに気づきますか？）．今回，横軸が31の目盛り位置を見ると3.84よりはるかに右にあるので，p がかなり小さく0.001（0.1％）未満だと言える．つまり仮説であった「ヘルメットの有無と頭部外傷の有無は関係ない」という可能性が0.1％未満ということになり，仮説を棄却できる．ゆえにヘルメットの着用と頭部外傷には関係があると結論づけられる．

　独立した群間（すなわちペア同士の比較といった対応がない）で，どんなときにどういった検定をするかを簡単にまとめる．
　まず，比較対象の変数が連続変数なのか，2元・名義変数なのかを検討する．

4.4 χ² 検定

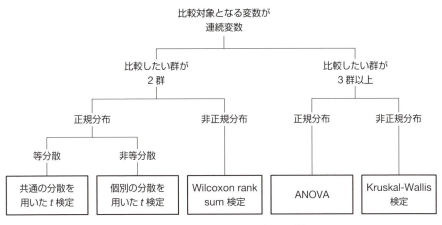

図 4.13　連続変数の検定方法の選び方

比較対象の変数が連続変数で，しかも比較したい群が2群であれば，正規分布なのか，非正規分布なのか．正規分布であれば t 検定だが，2群間比較の場合は両群の分散が等しいか等しくないかで，t 検定で用いる計算式が若干異なる．分散が等しい場合は共通の分散を用いた t 検定であり，等しくない場合は個別の分散を用いた t 検定を行う（図4.13）．

比較対象となる連続変数が非正規分布の場合は，先述したように平均値を比較することに意味はなく，連続変数を順位に置き換えた Wilcoxon rank sum 検定という中央値同士（本当は分布同士）の比較を行う．非正規分布は代表値が平均値ではなく中央値だからである．

連続変数で，比較する群数が3群以上の場合，正規分布を比較する場合は，分散が等分散，非等分散にかかわらず ANOVA（分散分析，Analysis of variance），非正規分布だったら連続変数を順位に置き換えた Kruskal-Wallis 検定を用いる．

比較対象の変数が2元変数や名義変数で，それらを群間で比較する検定では，まず，2元変数を2群間で比較する 2×2 表（図4.14）で表されるのか，それ以外（2×3 表以上，図4.15）となるのかを判断する．2×2 表で表される場合は，4つの各セルについて，各セルの期待値がすべて5以上であれば χ² 検定，期待値が5未満のセルが1つでもある場合は Fisher's exact 検定を行う．

2×3 表以上であれば，すべて χ² 検定を行う．本書は統計を概念的にわかりやすく

	○○あり	○○なし	全体
P群	A	B	A+B
Q群	C	D	C+D
全体	A+C	B+D	N

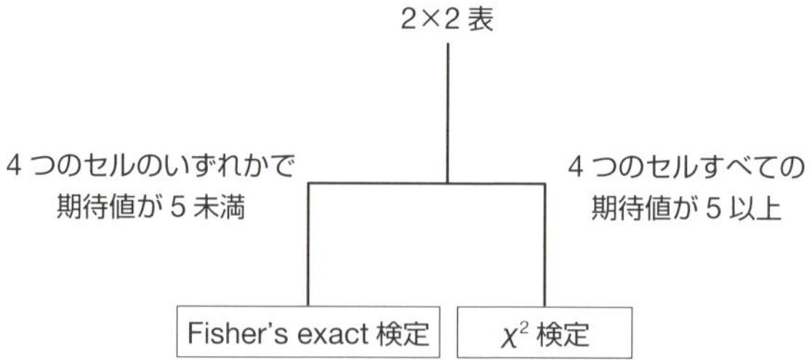

2×2表
4つのセルのいずれかで期待値が5未満 → Fisher's exact 検定
4つのセルすべての期待値が5以上 → χ^2 検定

図 4.14 2元変数や名義変数の群間比較：2×2の場合の検定方法

	○○あり	○○なし	全体
P群	A	B	A+B
Q群	C	D	C+D
R群	E	F	E+F
全体	A+C+E	B+D+F	N

2×3表以上
すべてχ^2検定を使う

図 4.15 2元変数や名義変数の群間比較：2×3以上の場合の検定方法

伝えることが目的であり，Wilcoxon rank sum 検定，ANOVA，Kruskal-Wallis 検定，Fisher's exact 検定の説明は割愛する．しかしどの検定でも $\dfrac{要約観察値 - 仮説値}{ばらつき}$ の考えは共通しており，成書で学習する際には意識するとよいだろう．

4.5 もう一度ここで推定

ここまでは要約観察値から仮説値を引いたものをばらつきで割り，Z値（もし

くは t 値）を求め，正規分布（t 分布）から，より遠い部分の面積を求め，p 値を求めてきた．p 値を求めることで要約観察値が仮説値と"同じと考えてよい"か，という「検定」を行ってきた（図 4.16）．本来は母集団における測定値が等しい確率を求めていることを再度記しておく．

今度は，正規分布で「仮説値と同じと考えてよいかどうか」という検定を行う（＝ p 値を求める）のではなく，「要約観察値がどのくらいの範囲にあるか」という「推定」を行いたいとする．ここも本来は，得られた要約観察値（平均値や比率など）が母集団において，どのくらいの範囲にあるかを推定するのである．例えば同じ研究を繰り返した場合に，毎回異なって得られる要約観察値が 95% の確率で存在する値の幅（95% 信頼区間）を求めるときには，「検定」の逆の手順で「推定」をする．先に 95% 信頼区間の Z 値を正規分布表から求める（分布の 0 を中心に面積が 0.95 となるような左右対称の点．正規分布では ＋1.96 と －1.96 に相当する）．そして図 4.16 の $Z = \dfrac{\text{要約観察値} - \text{仮説値}}{\text{ばらつき}}$ という式において，仮説値を［?］にして，数学的に［?］についての計算式に変形してから Z に ＋1.96 と －1.96 を代入する（図 4.17）．

求めたい 95% 信頼区間（上限と下限の値）はここ
本項では［?］と置く

$$Z = \frac{\text{要約観察値} - \text{仮説値}}{\text{ばらつき}}$$

$$Z = \frac{\text{要約観察値} - [?]}{\text{ばらつき}}$$

$Z \times \text{ばらつき} = \text{要約観察値} - [?]$

$[?] = \text{要約観察値} - Z \times \text{ばらつき}$

＋1.96 と －1.96 を代入する

Z に ＋1.96 を代入した場合　　［?］＝要約観察値 －1.96×ばらつき

Z に －1.96 を代入した場合　　［?］＝要約観察値 ＋1.96×ばらつき

すなわち

$$95\% \text{信頼区間} = \text{要約観察値} \pm 1.96 \times \text{ばらつき}$$

となる．これが連続変数の平均値だと，

$$95\% \text{信頼区間} = \text{平均値} \pm 1.96 \times \text{標準誤差（SE）}$$

4章 臨床研究で使われる統計基礎

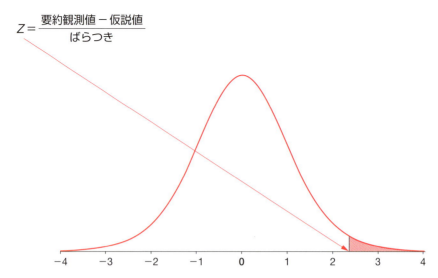

図4.16 「要約観察値が仮説値と同じと考えてよいか」という検定の考え方（復習）
Zより右にある面積を求めてp値（片側）を算出する

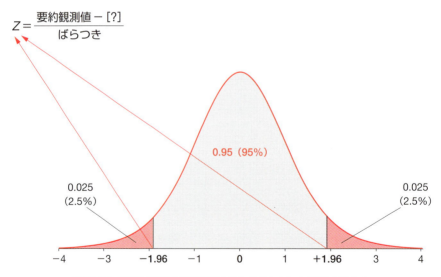

図4.17 「要約観察値がどの範囲にあるか」という推定の考え方
曲線下の面積が0.95となるZの値（±1.96）から［?］（95%信頼区間）を求める

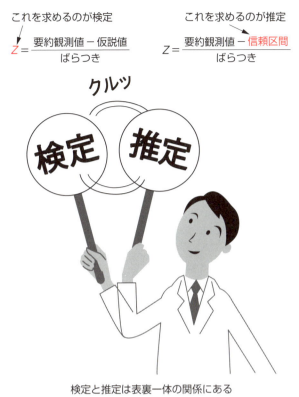

検定と推定は表裏一体の関係にある

で推定される.

　この式で得た95%信頼区間は"平均値"の95%信頼区間である.だから標準偏差（SD）ではなく標準誤差（SE）を使っている.t検定も平均値の比較をしているから,平均値の差の標準誤差をばらつきに代入している.一方,標本全体のおよそ95%の分布を求める場合は,平均値±1.96標準偏差（SD）を計算することで,標本の95%が存在する範囲を見積もることができる.

　このように,「検定」と「推定」は表裏一体であり,要約観察値,ばらつきに加え,仮説値,Z値（t値）で行き来可能なのである.筆者が統計学を教える際には,細かな数式を覚えるのではなく,このように,分布における要約観察値,ばらつき,仮説値の関係を視覚的に認識することを強調している.

4.6 検定・推定結果を臨床的に評価する

統計解析を行って得られた結果が，臨床的に解釈可能かどうかというのは，最も重要なチェックポイントになる．

狭心症に効くかもしれない治療 A を行っているとする．病態生理学的には，狭心症が増えると心筋梗塞の発症も増える，逆に狭心症が減ると心筋梗塞も減ると考えられるときに，治療 A によって狭心症は発症数が減ったのに，心筋梗塞の発

Column

オッズ比とハザード比

臨床研究では，オッズ比（OR：odds ratio）とハザード比（HR：hazard ratio）という言葉を見かけることがある．

オッズ比とは，ある標本集団において，X群とY群において，評価項目があり／なし，の比率を比較した指標である．評価項目のあり／なしの比はオッズと呼ばれ，単純に件数を割るだけであり，各群それぞれで求められる．そのオッズについて，一方を他方で割ることでオッズ比が得られる（図1）．

観察値	評価項目あり	評価項目なし	計
X群	A	B	A+B
Y群	C	D	C+D
計	A+C	B+D	A+B+C+D

$$X群のオッズ = \frac{A}{B}$$

$$Y群のオッズ = \frac{C}{D}$$

$$オッズ比 = \frac{\frac{A}{B}}{\frac{C}{D}} = \frac{A \times D}{B \times C}$$

図1 オッズ比の求め方

オッズ比は，2×2表やロジスティック回帰モデルで影響の指標として得られるため，臨床研究では頻用される．また，症例対照研究では，疾患（評価項目）の頻度が恣意的に設定されるため，疾患の頻度の影響を受けにくいオッズ比がよく用いられる．

ハザード比とは，ある標本集団におけるイベントが時間経過に応じて発生する場合，X群とY群のそれぞれのハザードを比較した指標である．各群で，ある瞬間においてイベントが発生する危険性をハザードと呼び，それは時間によって変化する．そのハザードについて，一方を他方で割ることで，その瞬間におけるハザード比が得られる（図2）．

多くの生存解析で求められているハザード比は，その瞬間瞬間におけるハザード比を，経過を通して一定と見なして代表値を求めている．

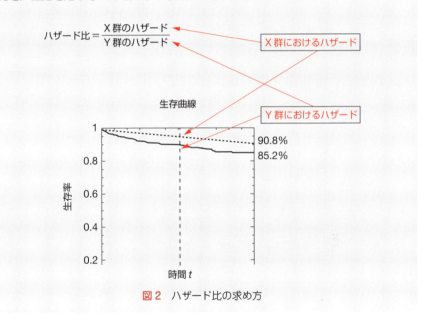

図2　ハザード比の求め方

症数が増えるとなると，ほかに特別な機序がない限り，病態生理学的には矛盾する．

また，狭心症発症リスクのオッズ比が1.00002であるのにp値はすごく小さくて有意という結果になったときなどは，本当にこの値が臨床的に解釈可能かということも，必ず振り返る必要がある．こういう，一見意味が通じないのに有意差があるからと言って，そのまま論文等で公表する例は少なくない．病態生理学的

につじつまの合わない結果が出たときは，必ず振り返るという臨床的なセンスも必要である．

解析した結果が，自分たちが行っている日常の診療に合わないときは，新しい発見だと喜ぶ前に，よく調べ直したほうが無難である．どこかに誤りがあった可能性が高い．測定装置自体の調整ができておらず，結果として測定値自体に誤りが出ることがある．また数値入力時に何らかのシステマティックなエラーが紛れ込んですべて変わってしまったということはいくらでもある．「あれっ？」と思うような結果が出たときには，とにかく振り返って，臨床的な感覚とマッチするかどうかを確認する．

4.7 交絡因子

交絡因子とは，患者が有する特徴であり，以下①～③の条件を満たす関係がある因子である（図 4.18）．

① 効果を評価したい主たる因子（治療法，危険因子）と関連性がある
② 帰結（アウトカム，生死や再発）と独立して関連性がある
③ 因子と帰結との因果関係の中間ではない

例えば，ある時点で喫煙をしている人は，喫煙しない人に比べて，その後肝硬変になりやすいのかを検討するコホート研究を実施し，表 4.2 のような結果が得られたとする．すると，喫煙歴の肝硬変発症相対危険度は

$$\frac{\frac{416}{660}}{\frac{104}{340}} = 2.1$$

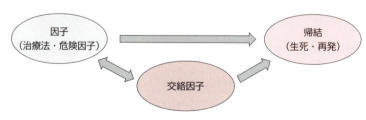

図 4.18　交絡因子の因子と帰結との関係

4.7 交絡因子

表 4.2 喫煙歴の有無と肝硬変発症の有無

	喫煙歴あり	喫煙歴なし	
肝硬変発症	416	104	520
肝硬変発症なし	244	236	480
	660	340	1000

となり，喫煙をしていると肝硬変に 2.1 倍なりやすいことになる．ここで「しかし，喫煙者は飲酒歴のある人が多いのではないか？」と考えて飲酒歴の有無でこのデータを見直してみることにする（図 4.19）．飲酒歴の有無で分けて計算すると，喫煙歴の肝硬変発症相対危険度は 1.5 倍程度であることがわかる（図 4.20）．

この場合，飲酒歴は喫煙と肝硬変発症の交絡因子となる（図 4.21）．もし，この交絡因子を補正しなければ，相対危険度を 2.1 倍と報告することになる（図 4.22）．

ただし，現実には交絡因子が 1 つということはなく，たくさんの交絡因子が複雑に絡み合っている（図 4.23）．

これらの交絡因子の補正には

① 研究デザインの際にランダム化比較対照試験（RCT）を行い，交絡因子が効

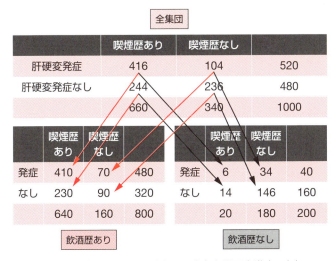

図 4.19 飲酒歴で分けた喫煙歴の有無と肝硬変発症の有無

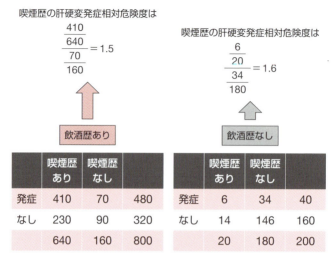

図 4.20　飲酒歴で分けた喫煙歴の有無と肝硬変発症の相対危険度

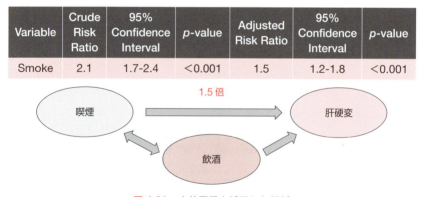

図 4.21　交絡因子を補正した解析

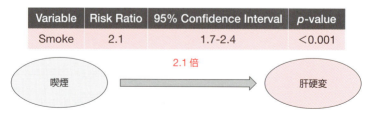

図 4.22　交絡因子を補正しなかった解析

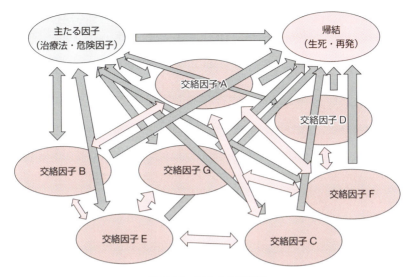

図 4.23 現実の交絡因子
多くの交絡因子が複雑に絡み合う

果を評価したい群両方に均等に分かれるようにする
② デザインや解析の際に，**マッチング**（交絡因子が似通った患者をペアにする）を行い，交絡因子が効果を評価したい群両方に均等に分かれるようにする
③ 解析の際に交絡因子で層別化を行い，交絡因子の影響がない状況で解析を行う（**層別化解析**）
④ 解析の際に，多変量モデルを作成し，交絡因子が効果を評価したい群両方で数学的に均等になるようにする（**多変量解析**）

という方法がある．

ランダム化比較対照試験では，効果を見たい因子をランダムに患者に割り付けることで，他の交絡因子が集団としては両群において均等になって，交絡因子の影響を取り除くことができる．他の方法は交絡因子の影響を「補正」することはできるが，完全に取り除くことができない．ランダム化比較対照試験が交絡因子の補正に最も優れた方法であるため，治療法のようにランダム化が可能な因子を評価する研究は，ランダム化比較対照試験が Gold Standard（p.148 参照）となる方法である．

マッチングは，例えば因子 A の有無が主に評価したい因子とするときに，「因

子Aがある患者集団」と「因子Aがない患者集団」それぞれから同じ年齢の患者を取り出してマッチさせ（ペアを作り），ペアであることを勘案して解析を行う．年齢が交絡因子である場合に，その交絡因子の影響を排除することができる．ただし，マッチングを適切に行うことは困難であり，交絡因子がたくさんある場合には，現実的ではない．

層別化解析は図4.20（p.76）のように，交絡因子の有無で層（グループ）を作成し，そのグループ内でそれぞれ解析を行ったうえで，最後に各グループの結果を数学的に統合する方法である．マッチングと同様に，交絡因子がたくさんある場合にはグループが多くなり（例：2群分けの層が5つある場合は$2^5=32$グループ），各グループが小さな集団となってしまう．

マッチングも層別化解析も適切に行うことができれば，強力なツールではあるが，コンピュータの発達した現代では，多くの研究者は多変量モデル（次節）を作成して交絡因子を調整することが多い．

4.8 多変量モデル（多変量解析）

モデルとは，帰結（アウトカム）と因子とを数学的に組み合わせ，因子の影響を推定する手段である．最終的な数式は，標本全体で最もデータに適合する（＝標本とモデルのズレが最小になる）ように規定される（図4.24）．通常，帰結は1つであり，因子が1つの場合は単変量モデルとなる．帰結をY，因子をX，モデルを関数fとするとき

$$Y=f(X)$$

となる．この$Y=f(X)$の数式の形によって様々なモデルが作成されるが，臨床研究で頻用されるのは以下の3つのモデルである．

　　線形回帰モデル（Linear regression model）
　　ロジスティック回帰モデル（Logistic regression model）
　　コックス比例ハザードモデル（Cox proportional hazard model）

線形回帰モデルは帰結Yが連続変数であり，$Y=f(X)$が

$$Y=a+bX$$

4.8 多変量モデル（多変量解析）

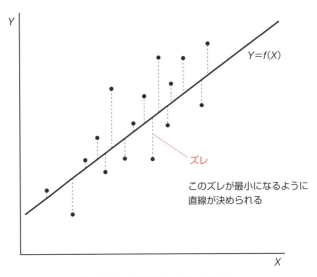

図4.24 線形回帰モデルの考え方
標本（グラフ上の点）とモデル（直線 $Y=f(X)$）とのズレが最小になるように直線を決める

と表現される．a は X がゼロのときの Y の値であり，b は X が1増えるときの Y の増分となる．

ロジスティック回帰モデルは帰結 Y が2元変数（例：イベントの有無）であり，$Y=f(X)$ が

$$\ln\left(\frac{p}{1-p}\right) = a + bX$$

p はイベント Y が発生する確率（0～1）と表現される．b をべき乗した e^b は X が1増えるときのイベント Y が起こるオッズ比となる．

コックス比例ハザードモデルは生存解析で用いられ，観察集団において，ある時間 t の瞬間に，イベント Y が発生する可能性（リスク）を $\lambda(t)$ とすると，$\lambda(t)$ は時間によって変化する（t：時間0～観察終了）変数である．ある基準となる集団（例えば因子 X がゼロ）の $\lambda(t)$ を $\lambda_0(t)$ としたとき，各時点 t におけるリスクを $Y=f(X)$ で表すと

$$\lambda(t) = \lambda_0(t) e^{bX}$$

と表現される．b をべき乗した e^b は X が 1 増えるときのイベント Y が起こるハザード比となる．

コックス比例ハザードモデルを利用するときは，以下の 3 つの特徴（限界）を理解しておく必要がある．

① 時間を規定する因子が人為的でない
② 解析対象期間を通じてハザード比が一定とみなせる（比例ハザード）
③ あるイベントが発生して観察期間が終了すると，それ以降他のイベントが発生しない（競合リスク）

例えば慢性腎不全の患者では，慢性腎不全のない患者よりも動脈硬化がより早く

多重比較

多重比較もセミナーや講演の際によく質問される事項である．

サイコロを 2 つ同時に転がし，1 もしくは 6 のぞろ目が出てくる確率はほぼ $p=0.05$ である（$\frac{1}{6} \times \frac{1}{6} + \frac{1}{6} \times \frac{1}{6} = \frac{1}{18} = 0.0555\cdots$）．1 回だけ転がして，1 か 6 どちらかのぞろ目が出てきた場合は「おっ！」となるであろうが，何度も繰り返して転がしてようやく出てきたとしたら驚きはしないであろう．

検定を繰り返すことも同様であり，仮説がない前提で「有意差を探す」目的で繰り返した検定は，その繰り返すことによるチャンスの増加分を補正する必要がある．典型的には ANOVA 検定を行い，4 群間のいずれかに有意差がある（$p<0.05$）場合，ペアの群間で有意差のある組み合わせを評価するのは $_4C_2=6$ 通りの組み合わせがある．サイコロ 2 つを 6 回転がすようなものである．

よく行われる補正が Bonferroni 法であり，有意水準を可能性のある組み合わせの数で割った値まで下げるやり方（この場合 $\frac{0.05}{6}=0.00833\cdots$）である．ほかにもいくつかの補正があり，必要なものを取捨選択すればよいが，自分の研究に甘くすることは簡単にできてしまうから，注意したい．

一方で，臨床研究などの論文で，患者背景表を主たる因子で分けて p 値を出したものがある．これは一般的には補正されない．なぜなら臨床的な仮説が存在し，仮説のない総当たり的な解析ではないからである．

4.8 多変量モデル（多変量解析）

進展するので，冠動脈に血行再建術をした場合，再度血行再建術を行うのは慢性腎不全の患者のほうが早い（すなわち高リスク）ことが病態生理学的に考えられる．しかし慢性腎不全の患者では造影剤を使った冠動脈造影検査をできるだけ実施したくない，という意志が担当医や患者に働くため，慢性腎不全の患者が再度血行再建術を行うのは，慢性腎不全のない患者よりもずっと遅れる（すなわち低リスク）ことになる．そのような状況で，コックス比例ハザードモデルで解析を行うと，慢性腎不全という因子は，再度の血行再建術の発生には予防的に働く（ハザード比が1未満）ことになり，現実とは真逆の結果となる．このように，帰結や因子について，人為的な要因が働かないかということを，あらかじめ検討しておく必要がある．

また，重症患者において，難易度の高い手術を因子にし，死亡を帰結とした場合，手術直後では，手術を行わなかった患者よりも死亡リスクが高い（ハザード比が1以上）が，長期的には手術を行った患者は死亡リスクが低い（ハザード比が1未満）となる場合，手術のハザード比は期間を通じて一定ではない．しかしコックス比例ハザードモデルで解析すれば，解析期間を通じて一定のハザード比（比例ハザード）であることを前提に報告することになり，矛盾が生じる．

最後に，ある因子のある人はがんによる死亡率が高いとすると，同じデータで心血管イベントによる死亡を分析した場合，その因子のある人は心血管イベントを起こす前にがんによる死亡が多くなる．だから，その因子があると，心血管イベントが起こりにくいように解析上見えることがある（競合リスク）．総死亡を帰結とすればそのようなことはないが，競合リスクが存在するような標本集団やフォローアップ期間，帰結についても，ある程度意識しておく必要がある．

多変量モデルは，これまで述べたモデルについて因子 X を2つ以上（X_1, X_2, X_3, X_4, ..., X_n）モデル（数式）に入れ，それぞれの因子の影響を，他の因子の影響も勘案したうえ（＝他の因子は均等であるという前提）で推定する手段である．最終的な数式は，単変量モデルと同様に標本全体で最もデータに適合するように規定される．

この場合のモデルは，
$$Y = f(X_1, X_2, X_3, X_4, ..., X_n)$$

表 4.3　多変量モデル作成のロジック

① モデルの種類の選択の理由
② モデルに導入する因子（X_i）を選択する理由
③ 最終モデルの決定の理由

となる．

したがって，多変量線形回帰モデルでは

$$Y = a + b_1X_1 + b_2X_2 + b_3X_3 + b_4X_4 + \cdots + b_nX_n$$

と表現される．a は X_i（$i=1,2,...,n$）がすべてゼロのときの Y の値であり，b_i は X_i が1増えるときの Y の増分となる．

同様に，多変量ロジスティック回帰モデルでは

$$\ln\left(\frac{p}{1-p}\right) = a + b_1X_1 + b_2X_2 + b_3X_3 + b_4X_4 + \cdots + b_nX_n$$

p はイベント Y が発生する確率（0～1）

と表現される．b_i をべき乗した e^{bi} は X_i が1増えるときの Y が起こるオッズ比となる．

多変量コックス比例ハザードモデルでは

$$\lambda(t) = \lambda_0(t) e^{b_1X_1 + b_2X_2 + b_3X_3 + b_4X_4 + \cdots + b_nX_n}$$

と表現される．b_i をべき乗した e^{bi} は X_i が1増えるときの Y が起こるハザード比となる．

どの多変量モデルを作成するにしても，**表 4.3** の①～③のモデル作成のロジックが必要である．

巷に蔓延っている「測定した変数から，単変量解析（因子と帰結の相関）を行って，p 値が低いものを選択し，多変量モデルに導入後，stepwise などの統計量に基づいて自動的に変数を減らして，p 値が0.05未満の因子だけで構成される多変量モデルを作成し，"因子…は有意な帰結の独立予測因子である"と論文に書く」のは，ほとんどの場合，不適切な多変量モデルである．大抵の場合，他の研究チームや論文で同様の研究と解析を行った場合，別の予測因子が報告される．全く予測因子ではない．

モデルの種類の選択と同様に，最終モデルの決め方にもロジックがある．

4.8 多変量モデル（多変量解析）

傾向スコア（Propensity score）を用いた解析

　ランダム化比較対照試験（RCT）ができる研究であれば，極力 RCT を実施するのがよい．一方で，例えば緊急時に瞬時に選択する治療法や倫理的に RCT を組めない研究において，2 つの治療法を比較したい場合がある．コホート研究を実施し，そのコホート研究のデータで A と B の 2 つの治療法を比較すると，当然ながら患者の背景因子に偏りが生じており，その偏った背景因子が帰結にも関連していると交絡因子（p.74 参照）となる．RCT 以外で交絡因子を調整する手法としていくつか記載したが，その 1 つに多変量モデルにそれらの交絡因子を導入して調節する方法がある．それとは別に多変量モデルと同じような考え方であるが，治療 A を選んだかどうかを，そのときの患者の背景因子でモデル化（数式化）することにより，その治療法の選ばれやすさを数字で表すことができる．それが傾向スコア（propensity score）である．数値が高ければ，治療 A が選ばれやすく，低ければ治療 B が選ばれやすいことになる（図）．また，同じ（近い）数字であれば，どちらの治療も同様に選ばれやすい，似た患者背景と考えることができる．この傾向スコアを用いて，治療 A と B を受けた患者同士をマッチングしたり，層別化したり，加重平均を求めたり，モデルを作成したりして解析することができる．しかし，本質的には測定された変数で傾向スコアを作成して解析している以上，通常の多変量モデルなどの解析結果と大きく異なる結果が得られることはない．

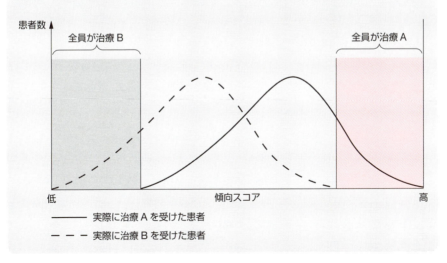

5

臨床研究の
デザインのしかた

　前著『査読者が教える　採用される医学論文の書き方』でもアドバイスしてきたことであるが，論文を書くときに，一番念頭に置いておくべきことは「自分がやったことが論理的に説明できる」ことである．

　なぜこの標本集団を使ったか？

　なぜこのデザインを使ったか？

　なぜこの変数を使ったか？

すべてについて「なぜ」という理由づけができることが学術論文として，ピアレビュー誌（査読誌）に掲載するための唯一の原則である．「なぜ」を説明できなければ，論文にはならない．研究グループの中で疑問があれば，常に意見を交わし，これからやろうとしているすべての作業について，理由づけができることが大事である．

　従って，論文を書く大もとである臨床研究においても，根底に流れるのは「なぜ」である．常に考えて，考えて，理由をつける作業を繰り返す．解析でも，デザインでも，理由づけが必須である．いくつかある方法の中で，「なぜこの方法を選んだのか」を示すことが臨床研究計画の根本である．

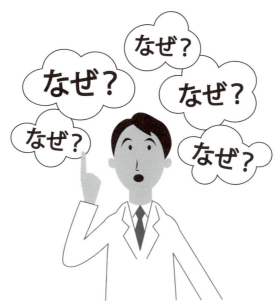

「なぜ？」を考え抜くことが臨床研究のベースである

5.1 研究デザインの概念

　臨床研究のデザインを図5.1に示す．基本的にすべての臨床研究はこのスキームで説明できる．

　研究をデザインするに当たって，まず研究対象である患者（標本患者集団）を設定する．その際に重要なのは，得られた標本の背景にいる背景患者集団（母集団）を意識することである．母集団である背景患者集団を見て確認することはできないし，患者背景を測定もできない．理論的に推定するのである．例えば，大学病院に入院している患者と，地元のクリニックに通院している患者とでは，背景患者集団は異なる．われわれが研究しようとしている患者は，ある集団の代表サンプルであって，この患者についてどういう背景がある母集団から偶然標本として選ばれてきたかということは，必ず意識しなければならない．常に背景患者集団を意識して作業する．そしてこの背景患者集団が，この研究で得られた結果を適用しようとする患者集団でもある．

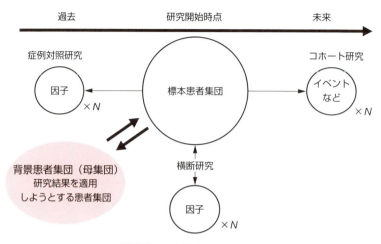

図 5.1　臨床研究のデザイン
すべての臨床研究はこのスキームで説明できる

　標本患者集団を設定し，この患者集団について年齢や性別，疾患の有無，重症度，危険因子，治療内容などの因子（N 個）を測定し，因子同士の関連性を評価するのが横断研究である．横断研究はすべての臨床研究の基礎となる．まず標本患者集団を明確に設定し，その患者集団の特徴をきちんと評価することが，すべての研究のスタート地点である．

　横断研究で設定した患者集団を，患者背景を評価した時点から未来に向かって観察し，患者の採用時点では発生していなかったイベントなど（N 個）を測定し，患者背景因子とイベントなどとの関連性を評価するのがコホート研究である．逆に患者背景を評価した時点から過去に遡って，過去の因子（N 個）を測定し，患者背景因子（実際には疾患の有無）と過去の因子との関連性を評価するのが症例対照研究である．

(1) 横断研究

　横断研究（Cross-sectional Study）では，最初に標本患者集団を設定する．最も重要なことは，適格基準（選択基準＋除外基準，p.121 参照）を明確に設定し，その基準に合う患者をぶれなく採用することである．また，観察できない・測定できない背景患者集団を意識することも重要である．そして，その適格基準に合

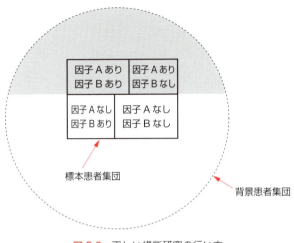

図 5.2 正しい横断研究の行い方
適格基準に合う患者をぶれなく採用する

った標本患者について，評価したい因子を平等に測定し，それらの因子同士の関連を評価する（図 5.2）．

図 5.2 では，因子 A のある（色つき部分）患者と因子 A のない（色なし部分）患者について，因子 B の比率を比較する．外枠で示した標本患者集団が，図の上のほう（因子 A が多くなる）にあっても下のほう（因子 A が少なくなる）にあっても，比率は常に安定している．

繰り返しになるが，適格基準に合う患者をぶれなく採用することが重要である．適格基準にいろんな条件をつけたり，異なる適格基準で採用した集団を混ぜることは厳禁である．異なる適格基準で採用した集団(例：患者集団と対照集団を別々に採用して合体など）を用いて解析すると，相関関係にバイアスが紛れ込んだり，相関関係が逆転する原因になる（図 5.3）．

横断研究の解析

横断研究の統計解析は比較的シンプルである．

まずはていねいな記述統計を行い，標本患者集団の特徴を平均値や中央値，実数や頻度を用いて記述する．同様に主たる評価項目の観察値を平均値や中央値，実数や頻度を用いて記述する．次に，主たる因子と主たる評価項目について，単

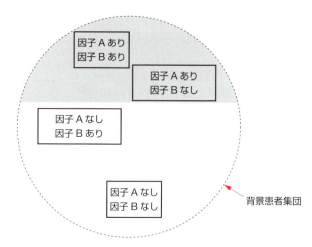

図 5.3 誤った横断研究例
異なる適格基準で採用した集団を用いると，バイアスが紛れ込んだり相関が逆転する原因になる

変量解析で相関を見る．交絡因子（4.7節「交絡因子」〈p.74〉参照）を補正するために，多変量解析を行う．横断研究では生存解析特有の時間に関する問題がなく，解析はやりやすい．患者の登録も比較的簡単なので N を大きくしやすく，N を大きくできれば有意差がつきやすい．しかし因子同士の前後関係がわからないため，関連性は評価できるが因果関係はわからない．

横断研究では自記式アンケートで情報を収集することも多いが，自記式アンケートを作成する場合は，欠損や想定外の回答などが多く発生することに留意して，アンケートの内容について充分に吟味しておきたい．

(2) コホート研究

コホート研究（Cohort Study）は，横断研究の延長である．まずきちんとした横断研究として患者採用時点で患者背景などの因子を観察する．そして，その標本患者を未来に向かって観察を行い，患者採用時点では発生していなかったイベント発生の有無を全員公平に評価し，イベントがあった患者とイベントがなかった患者の関連性を評価するのがコホート研究である（**図 5.4**）．**前向きコホート研究とヒストリカル（後ろ向き）コホート研究**という言葉があるが，研究デザインとしては，要領は同じである．データ収集を開始する時点（倫理審査委員会承認

5.1 研究デザインの概念

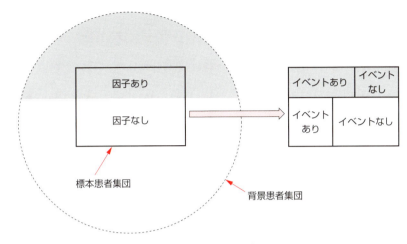

図 5.4 コホート研究の行い方
イベントがあった患者となかった患者の関連性を評価するのがコホート研究である

時点）よりも，標本患者の最初の評価（横断研究）の時点が過去であれば，ヒストリカル（後ろ向き）コホート研究であるし，将来であれば前向きコホート研究となる．当然，この両方となるような研究もあり，データ収集を開始する時点よりも，標本患者の最初の評価は過去であるけれども，イベント評価はデータ収集を開始する時点よりも未来となるような研究もある（前向き＋ヒストリカルコホート研究）．

　因子やイベントについて，手順を定めてもれなく正確に測定できるのは前向きコホート研究だけであり，日常診療でルーチンに測定しない因子やイベントを対象にする研究に向いている．一方で，日常診療でもれなくルーチンに測定されている因子を評価し，イベント評価も全員に対して測定されているもの（例：生死や入院の有無）が対象であれば，ヒストリカル（後ろ向き）コホート研究でも遜色ない研究が実施可能である．前向きコホート研究とヒストリカル（後ろ向き）コホート研究との決定的な違いは，このような点にある．どちらを選ぶかなどについては 5.2 節「研究デザインの選択」（p.98）でも述べているので，参考にしていただきたい．

コホート研究の解析

　コホート研究においても，横断研究と同様にていねいな記述統計を行い，標本患者集団の特徴を平均値や中央値，実数や頻度を用いて記述する．次に主たる評価項目の観察値について記述する．この際に生存解析（Column「生存解析」〈本ページ下〉参照）を用いた場合は，カプランマイヤー曲線を描いたり，30日，1年などの累積発生率を算出する．連続変数の変化などは平均値や中央値を用いて算出し，一定の期間における発生数であれば実数や頻度を用いて記述する．一定の期間における発生数と生存解析を混同してはならない．次に主たる因子と主たる評価項目について，単変量解析で関連を見る．引き続きその他の評価項目との関連を見たり，交絡因子を補正するために多変量解析を行うことがある．多変量解析を行う場合は，モデルの選択や変数選択が恣意的にならないように実施する必要がある．特に，解析手法やモデル選択で解釈が異なるような結果が得られる場合には，注意が必要である．できるだけ複数のモデルや変数パターンで解析を行い，複数の方法でも同等の結果が得られることを確認するのがよい．

olumn

生存解析

　生存解析とは，基点からの観察期間と，観察期間終了時点におけるイベント発生の有無の両方を同時に勘案する解析方法である．これまで平均値と t 検定は連続変数のみを対象とし，頻度と χ^2 検定は名義（2元）変数のみを対象としていたが，生存解析はこの両方（観察期間という連続変数とイベント発生という2元変数）を同時に解析することとなる．このような変数は打ち切り（censor）のある打ち切り変数（censored variable）として呼ばれる．打ち切り（censor）とは，イベントは発生していないが研究の終了や患者が来院しなくなったことで，その時点以降のイベント発生の有無がわからない状態である．
　臨床研究で多く用いられる生存解析には，
① カプランマイヤー（kaplan-Meier）法（曲線）
② ログランク（log-rank）検定
③ コックス比例ハザードモデル（Cox proportional hazard model）

がある.
　カプランマイヤー曲線は，図のように，生存率が1（100％）からスタートし，イベント（図では死亡）が発生するたびに生存率の分子がイベント数ずつ減っていくことで，その時点での生存率が計算される．生存解析では打ち切りが発生し，その時点でイベントは発生していないものの標本数が減少するため，その時点で分母を減らす必要がある．打ち切り時点で分母が減るため，次のイベント発生の時点での生存率は，それまでの生存率に分母を減らした後の生存率を1とした際の生存率を掛け合わせて，その後の生存率を計算しなければならない．ゆえに打ち切りが発生した以降の生存率は，単純に $\dfrac{残りの生存数}{最初の標本数}$ とはならない.

　2本以上のカプランマイヤー曲線が同じであるかどうかを検定する手法がログランク検定である．2つのカプランマイヤー曲線において，ハザード比を求める手法がコックス比例ハザードモデルである（コックス比例ハザードモデルについては，4.8節「多変量モデル（多変量解析）」〈p.78〉参照）．

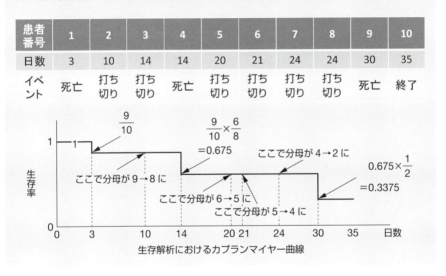

生存解析におけるカプランマイヤー曲線

(3) ランダム化比較対照試験（RCT）

　コホート研究が適切にデザインできれば，ランダム化比較対照試験（Randomized Controlled Trial, RCT）のデザインは難しくない．コホート研究で測定する主たる因子を割り付け治療として，研究者が強制的にランダムに患者に割り付けるだけである（図5.5）．
　ランダム化比較対照試験固有で気をつけなければならないのは以下の6点であ

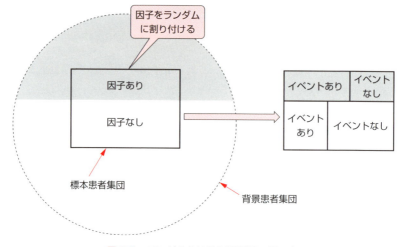

図 5.5 ランダム化比較対照試験の行い方
コホート研究で測定する因子の1つを強制的にランダムに患者へ割り付ける

る．

1. 症例数設計
2. 研究仮説
3. イベントの順位付け
4. ランダム化の方法
5. 割り付け治療の規定
6. 盲験化の有無

どんなに軽微な侵襲であろうが，いや，たとえ侵襲がなかったとしても，ランダム化比較対照試験が人を対象とした人体実験である以上，必要最小限の患者を対象に実施することが求められる．仮にどちらの治療群も，現状より優れた治療であっても，一方がもう一方よりも（結果的に）劣った治療であった場合，その治療を自由意思ではなくランダムに選ばせられる標本患者の数を最小にすることが必要である．従って科学的に根拠を持って，多くの場合は統計学的に症例数設計（Column「サンプルサイズ計算」〈右ページ〉参照）を行う．症例数設計を行うためには，研究開始時点までにわかっているあらゆる情報（イベントの発生率や治療介入の効果など）や研究内容（対象患者の適格基準や研究期間など）を充分に吟味する必要がある．

サンプルサイズ計算

　ランダム化比較対照試験は，ひょっとしたら効果が劣る治療を患者に行う可能性がある人体実験であり，研究の開始前にサンプルサイズ（症例数）の計算を必ず行なわければならない（must である）．ただし，過去に似たような研究が全く行われておらず，RCT でサンプルサイズを計算するために必要なイベントの発生率や，比較する介入の効果が全くわからない場合は，パイロットとして 10 例，20 例として行うこともある．それらはどちらかというと開発段階の phase I や phase II といった治験に近いものであり，普通われわれ臨床医が日常診療の中でやるような研究では，RCT のサンプルサイズ計算は必須である．観察研究であれば，基本的には人体実験ではないので，ある程度実現可能な線で決めても構わないが，サンプルサイズの見積もりとその根拠は必要である．

　サンプルサイズ計算に使われる式はいろいろあり，予定される解析方法にもよるのですべてを紹介することはできないが，本コラムではおおよその症例数を事前に知るうえで，1：1 に割り付けるランダム化比較対照試験（優越性試験）のサンプルサイズの計算を紹介する．

　　　有意水準（α）　　　　　両側 0.05（ほとんど場合は両側 0.05 となる）
　　　検出力（パワー，$1-\beta$）　0.7〜0.95（70%〜95%と表現されることもある）

アウトカムが 2 元変数である場合

　　A 群のイベント発生率　p_1
　　B 群のイベント発生率　p_2（もしリスク比を用いる場合は $p_1 \times$ リスク比）

$$1 群の N = \frac{\{\sqrt{2p(1-p)}\,Z_{1-\frac{\alpha}{2}} + \sqrt{p_1(1-p_1) + p_2(1-p_2)}\,Z_{1-\beta}\}^2}{(p_1 - p_2)^2}$$

　　ただし，2 群の平均の発生率 $p = \dfrac{p_1 + p_2}{2}$

アウトカムが連続変数である場合

　　A 群の平均値 μ_1　　標準偏差（SD）σ_1
　　B 群の平均値 μ_2　　標準偏差（SD）σ_2

$$1 群の N = \frac{(Z_{1-\frac{\alpha}{2}} + Z_{1-\beta})^2(\sigma_1^2 + \sigma_2^2)}{(\mu_1 - \mu_2)^2}$$

どちらの式でも

$Z_{1-\frac{\alpha}{2}} = 1.96 \ (\alpha = 0.05)$

$Z_{1-\beta} = \begin{cases} 0.52 \ (パワー = 0.7) \\ 0.84 \ (パワー = 0.8) \\ 1.28 \ (パワー = 0.9) \\ 1.64 \ (パワー = 0.95) \end{cases}$

なお上記の式は脱落を勘案していない．したがって脱落を勘案する際には，その分上乗せが必要である．例えば10%の脱落が予測されるのであれば，計算上の$\frac{症例数}{0.9}$が必要症例数である．

また症例数設計においては，ランダム化比較対照試験で，一方の群が他方の群よりも

　優れていることを証明したいのか（優越性試験）

　劣っていないことを証明したいのか（非劣性試験）

　同等であることを証明したいのか（同等性試験）

という研究仮説を明確にしておく必要がある．特に非劣性試験や同等性試験の場合は，イベントがどのくらいの差であれば劣っていない，同等とみなせるのかというマージンを事前に設定する必要があり，これにも根拠が必要である．

ランダム化比較対照試験ではイベント（評価項目）に順位付けをしておく必要がある．コホート研究では，いろいろなイベントを同時に評価してもあまり影響は大きくないが，ランダム化比較対照試験は実験であり，仮説を1つにする必要がある．その仮説に基づいて症例数設計を行うため，仮説となるイベントを1つ主要評価項目（プライマリエンドポイント）として事前に規定する必要がある．解析段階でもこの主要評価項目の解析が主たる結果であり，その他のイベントの評価はすべて探索的な立ち位置である．

ランダム化の方法も，単純にくじを引かせることでも実施可能ではあるが，乱数表を用いたり，コンピュータでランダム化する方法がある．また完全にランダム化する方法以外に，ランダムに割り付けた群間で（結果として）不均等にさせたくない因子を事前に設定して層別化する方法や，症例数の不均等をなくすために，決められた症例数ごとに2群間の症例数を揃える方法などがある．

また，ランダム化比較対照試験では，事前に割り付けられた治療がきちんと実

非劣性試験

　最近は非劣性試験が増えてきている．主要エンドポイントについて，ある群が他方よりも有意（$p<0.05$）に優れていることを示す優越性試験とは異なり，非劣性試験とは，主要エンドポイントについて，あらかじめ決められた差（Δ）の範囲内において，ある群が他方よりも劣っていない（非劣性）ことを示す試験である．Δを事前に規定しておき，その分だけ検定の際に下駄を履かせることになる（図）．解釈としては「非劣性マージンをΔとした場合，ある治療は他方よりも非劣性である」となる．

　このような非劣性試験が多くなってきた背景には，医療水準がどんどんよくなったことで，特に生活習慣病領域の研究ではイベントの発生率が低くなったため，現実的に可能な症例数では優越性試験が困難になってきたことが考えられる．

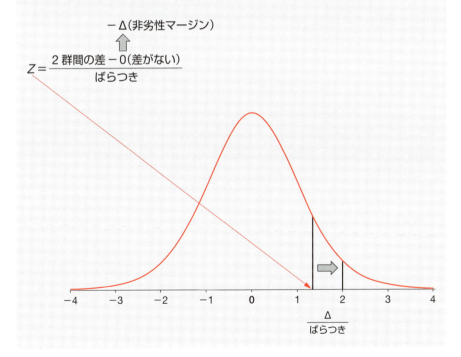

施されるように，治療介入を定義しておく必要がある．特に多くの施設で実施する多施設共同研究では，治療介入の解釈が不均等にならないように，誰が読んでも解釈が異ならない定義が必要である．

さらに患者や治療を行う医師，治療効果を評価する医師が割り付けられた治療介入を知っていると，予見を持った「反応」「医療行為」「評価」を行う恐れがある．特にその影響が大きくなると思われる患者の自覚症状や医師の判断に基づく対応をイベントとして用いるような研究では，盲験化を行って患者や医師，評価者が割り付けられた治療がどちらなのかを，知らないようにすることが求められる．

ランダム化比較対照試験（RCT）の解析

ランダム化比較対照試験のよいところは解析の「シンプルさ」である．確かに症例数設計や割り付け治療の規定，盲験化などの複雑な手順が研究実施には必要であるが，そのぶん，得られたデータは混じり物（バイアスや交絡因子）が少ない．従って，まずは採用された標本患者の背景についてていねいな記述統計を行う．多くの研究では，最初の段階で割り付け治療で群分けを行い，標本患者集団の特徴を平均値や中央値，実数や頻度を用いて記述する．この際における有意差検定は不要である．理論的にランダムに分けているのであり，仮に有意差が出たとしても偶然の産物以外の何物でもなく，臨床的にも意味がない．

次に主たる評価項目の観察値について記述する．この際に生存解析を用いた場合は，カプランマイヤー曲線を描いたり，30日，1年などの累積発生率を算出する．連続変数の変化などは，平均値や中央値を用いて算出し，一定の期間における発生数であれば実数や頻度を用いて記述する．この段階で，割り付け治療で群分けを行い，単変量解析で研究仮説を評価する．非劣性試験や同等性試験では，特別な解析方法となる（本書では割愛する）．引き続きその他のイベントを評価する．割り付け時に用いた層別化因子で調節した多変量解析を行ったり，事前に規定したサブグループ（高齢者 vs. 若年者や重症群 vs. 軽症群など）で標本集団を分けたサブグループ解析をすることもある．

（4）症例対照研究

症例対照研究（Case Control Study）は，臨床研究初学者にはお勧めしない．症

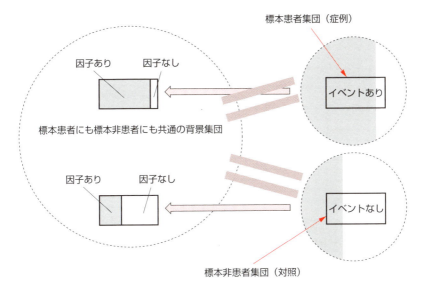

図 5.6 症例対照研究の行い方
同じ背景を持った集団から対照群を集めることが大事

例対照研究の最大の課題は，対象とする標本患者集団（症例）とは違う標本非患者集団（対照）を，別に集めてこなければならないからである．先述したように，臨床研究を科学的にバイアスがかからないように実施するには，標本患者集団を1回で定義して，1回で集めてくる必要がある．2回以上の手順で集めてくると，バイアスが入り込みやすい．

　症例対照研究は，論理的にはコホート研究の時計を巻き戻すことである．なので，本来は1つのコホート（集団）があって，その中で一部の人がイベントとして疾患を発症し（症例），残りの人がイベント（疾患）を発症せず対照として残る．この症例と対照を全部集めることができればよいが，実際は不可能であり，先に症例を集めてそれに見合った対照を集める必要がある．症例対照研究の設計で大事なのは，このコホート研究の時計を巻き戻していることを意識して，同じ背景を持った集団から対照群を集めることである（図 5.6）．

　よく年齢・性別をマッチした健常人を対照にしている研究を見かけるが，例えば糖尿病の患者を症例とし，年齢と性別をマッチさせた健常な職員を対照としたところで，ほとんどの背景因子が異なるのは当たり前であり，糖尿病発症の要因

とは全く関係がないことまでまるで危険因子のように報告されてしまう．年齢・性別がマッチされることが多いのは，公衆衛生や疫学領域の研究などである．例えば環境要因が原因となる疾患について，発症した人の危険因子を探索する場合，年齢と性別をマッチさせた健常人（対照）を症例と同じ職場や地域から集めることで，同じような背景集団が推定される．一方，病院にかかっていたり入院している患者と，病院とはほとんど縁のない健常人とをマッチさせるのは，年齢や性別をマッチさせたところで同じような背景集団とは言えないのである．

症例対照研究の解析

症例対照研究の統計解析は横断研究と同様である．基本的にフォローアップしているわけではないので，データとしては横断研究と同じようなものになる．ていねいな記述統計を行い症例と対照で群分けをして，標本集団の特徴を平均値や中央値，実数，頻度を用いて記述する．次に多変量解析を行い，「症例 vs. 対照」に関連する因子を検討する．多変量解析を行う場合は，モデルの選択や変数選択が恣意的にならないように実施する必要がある．特に解析手法やモデル選択で解釈が異なるような結果が得られる場合には，注意が必要である．できるだけ複数のモデルや変数パターンで解析を行い，複数の方法でも同等の結果が得られることを確認するのがよい．

症例対照研究において，過去に因子があった時点を起点として，疾患を発症した時点までの時間を用いることで生存解析が一見可能となるが，過去の起点が不明確であり，標本全体でもバラバラとなることが多い．だから特別な場合（コホート研究が既にあって，そこから症例対照研究を行う nested と言われる手法など）を除いて，生存解析はしないほうがよい．

5.2 研究デザインの選択

自ら標本を集めて行う研究の種類を，結果の信頼性の順に並べたのが図 5.7 である．臨床研究の中ではランダム化比較対照試験（RCT）が，いちばん信頼性が高い．コホート研究，症例対照研究，横断研究，ケースシリーズ・症例報告と，信頼性は上に位置するほど高いけれど，実現性はこの逆になる．

5.2 研究デザインの選択

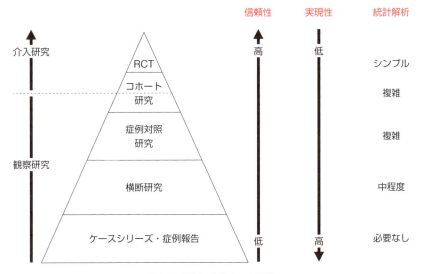

図 5.7 研究デザインの種類
上から信頼性の高い順に並んでいるが同時に実現性の低い順に並んでいるとも言える
統計処理の難易度はさまざまである

　初めて臨床研究を実施する初学者にお勧めの研究デザインは，コホート研究や横断研究あたりであろう．横断研究は実施が大変やりやすく，テーマをうまく選べばよい臨床研究になる．症例対照研究は，先述（p.96）したように初学者には絶対にお勧めしない．

　統計処理の難易度に関してはRCTというのはガチンコの比較なので，シンプルで簡単である．コホート研究や症例対照研究は，複雑な統計処理を求められることが多く，難しい．横断研究は中程度の難しさである．

　コホート研究で前向きを選ぶか，ヒストリカル（後ろ向き）を選ぶかであるが，どちらも一長一短である．介入を行うRCTも含めて，ヒストリカルコホート研究と前向きコホート研究の違いを**表5.1**にまとめた．

　前向き研究は，介入が可能であり，対象患者の選択が堅牢である．一方で研究運営は煩雑であり，インフォームド・コンセントなどの手続き（6.2節（5）「説明と同意」〈p.122〉で詳説）も必要であり，得られた結果は理想的環境下という条件が付く．一方でヒストリカル（後ろ向き）にデータを集めた研究は，患者選択が出来合いで，ルーチンで測定していない項目を評価することはできないが，

99

表 5.1 ヒストリカル（後ろ向き）コホート研究と RCT や前向きコホート研究との違い

特徴	ヒストリカル（後ろ向き）コホート研究	RCT 前向きコホート研究
テーマ	疾病の重症度や患者背景	治療介入 普段測定しない項目
対象患者の選択	出来合い	堅牢
介入	不可	可能
研究運営	比較的シンプル	煩雑
研究期間	短期	長期
事前の倫理審査	研究開始前（診療→記録の後）	研究開始前（診療前）
インフォームド・コンセント	原則不要（公開・オプトアウト）	原則必要
統計解析	複雑	比較的シンプル
一般化可能性	日常診療を反映	理想的環境

　研究の運営やインフォームド・コンセントなどの手続きは簡単であり，何より日常診療をありのまま評価するので，一般化可能性は高い．よく論文の Limitation などで「本研究はヒストリカルに実施したので，患者選択バイアスや測定バイアスが多い…」と記載されているのを目にするが，これらは個々に判断しなければならない．連続症例を登録し，解析に使った変数を日常診療でルーチンに測定し，きちんと記録しているデータであれば，バイアスが入り込む余地は少ない．逆に，前向き研究では担当医や患者が「研究を行いますね」と言われ，その結果研究の存在を意識し，なにがしかの影響を受けることになるため，日常診療を評価するヒストリカル研究のほうがバイアスが少ないことも多い．テーマを充分に吟味して研究デザインを選ぶことが重要である．

　なお，介入研究か観察研究か区別することがあるが，RCT は介入研究であり，前ページ図 5.7 のコホート研究より下は観察研究としてよい．ヒストリカル（後ろ向き）コホート研究はすべて観察研究であり，前向きコホート研究の多くも観察研究である．ただし，前向きコホート研究であっても，治療介入（行動療法やリハビリテーションなども含む）を研究目的で実施し，その影響を評価する場合は，介入研究である．

5.3 判定・評価の重要性

　臨床医は日常的に患者を診察し，検査を行い，治療をして……をくり返している．そのため，診断という判定・評価，検査結果という判定・評価が日常的すぎて，あまり判定・評価の信頼性・妥当性を気にしない人が多いと思われる．多くの臨床医は，頭の中で多くの情報を整理し，判定のズレや間違いは，その後の情報で修正されるため，信頼性や妥当性が問題になることがないからである．しかし診断や検査，予後情報の判定を赤の他人が実施し，赤の他人である論文の読者が理解しなければならない臨床研究では，判定・評価の信頼性や妥当性が重要である．判定・評価の信頼性・妥当性に気を配らないと簡単にバイアスが生じてしまう．

　例えば高血圧患者を定義するための血圧であれば，血圧はだれが測定してもだいたい同じである．もちろん日によってばらつきはあるだろうが，しかし血圧計が狂っていなければ，さほどズレはない．腎不全の定義としての患者のeGFRも，日によって多少変わるけれども，やはりズレる可能性は低い．

　では安定狭心症の患者や細菌性肺炎の患者の定義についてはどうか？　A先生が症状と心電図で安定狭心症と診断する患者を，B先生が診ると異なる診断となる可能性がある．細菌性肺炎も同様で，医師によって診断が異なる可能性がある．個別の患者診療であれば，その段階で診断がズレていても，診療の経過の中で補正されていくのであまり問題にはならないが，臨床研究においては，患者の定義は「だれが評価しても同じである」という前提が崩れるので不可である．

　イベントや因子でも同じことが言える．糖尿病の有無とか，クレアチニンが前値の2倍という因子やイベントであれば，おそらくだれが評価しても同じだが，心不全による入院や一度治療した冠動脈に対して再度血行再建術を行うなどの場合は，担当医師によって判断が変わることが多い．

　「虚血性心疾患で，狭くなった冠動脈にステントで一度治療をして，その後同じところが狭くなったので，再度治療」というのが対象病変血行再建術であるが，当然再建術をする前に，以前治療した血管が狭くなっているかどうか確認しなければならない．確認しようと思ったら，もう1回造影剤を使って造影することに

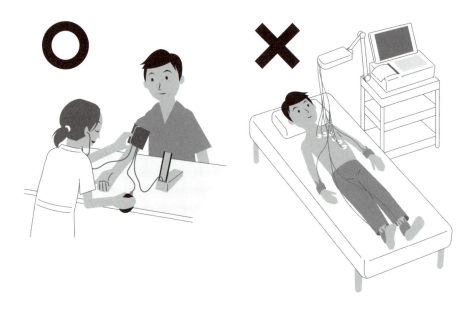

臨床研究では「だれが評価しても同じ」ことが前提条件なので，血圧の数値で高血圧患者かどうか判断するのはこの条件を満たすが，症状と心電図だけで安定狭心症患者を定義することは医師によって診断結果が異なる可能性があるので好ましくない

なるのだが，腎機能がよくなくて造影剤を使いたくない人は，できるだけ検査を先送りにするのでこういうイベントが起きにくい（＝検査をしないので見つかりにくい）．逆に比較的元気な人は半年もしたら「一度確認のために造影検査をしましょう」という話になって，狭くなったところが早く見つかって，血行再建術を行いイベント発生とカウントされる．また入院を伴う検査であれば，患者によっては入院して検査を受けてもいいと考えるであろうが，症状が出るまで入院するような検査は断る患者もいるであろう．そうすると患者や医師によって判断がずれ，だれがやっても同じという前提がなくなる．

5.4 判定・評価の信頼性・妥当性

判定や評価は常に信頼性・妥当性という観点で検証されなければならない．信頼性というのは評価項目が安定しているかどうかということであり，妥当性というのは真の評価項目をきちんと反映しているかどうかを指す．

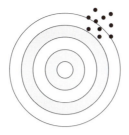

図 5.8 信頼性はあるが妥当性がない評価法のイメージ
まとまって当たってはいるが的の中心からはずれている

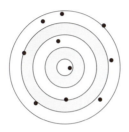

図 5.9 妥当性はあるが信頼性がない評価法のイメージ
的の真ん中を中心に当たってはいるが散らばっている

例えば的があって，真ん中が真に評価したい項目だとする．ある評価法を実施すると，右上に集まって当たった（図5.8）．この評価法についてはばらつきが少ないので，安定しており，信頼性はある．ところが，どうも狙っているのが真ん中ではなく右上のようなので，真の評価項目を反映しているとは言えず，妥当性がない．反対に図5.9のような結果であった場合は，平均的に真ん中を狙っているので妥当性はありそうだけれども，散らばっていて安定していないので信頼性がない．もちろん真ん中に集中して当たると妥当性も信頼性もともにあると言える．

概念的には上記のとおりであるが，この信頼性と妥当性を研究デザインの際に意識することが重要である（臨床研究ではあまり意識されていない）．先ほど出たクレアチニンや血圧など，比較的単純な事例は問題ないのだが，少々変わったものを因子にしたり，特殊なものをイベントとしようとする場合は，この信頼性と妥当性を検証するプロセスが必要になる．

本書ではこれ以上深入りしない．信頼性・妥当性の評価だけで1つの研究，1冊の教科書になるくらい難しいことだが，少なくとも誰がやっても均等に，真実をできるだけ反映して測定できるかどうかということは意識していただきたい．

5.5　評価のタイミング

評価のタイミングも臨床研究で適切に扱われていないことが多い．

例えば2018年1月1日から2021年12月31日までの4年間の研究があるとしよう（図5.10）．研究開始後すぐに患者A，B，D，Eが登録された．1年くらい経ってCとFが登録された．また，1年過ぎた頃にBがイベントを発生して終了した．3年目くらいにCが来院しなくなって行方不明になり，4年目に入る頃Dにイベントが起こり，Eが来院しなくなって，その少し前にGが登録された．

研究は2021年12月31日で終了し，その時点でA，F，Gはイベントがなかった．CとEは途中で外来に来なくなったから，行方不明（打ち切り）になった．イベントがあったのはBとDの2人である．

全員の経過期間を合わせるため左端を揃えてみる（図5.11）．すると時間0から時間 T までになる（図5.12）．

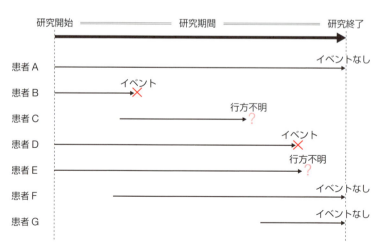

図5.10　臨床研究の評価のタイミング例 ①
患者7人の4年間の研究結果

5.5 評価のタイミング

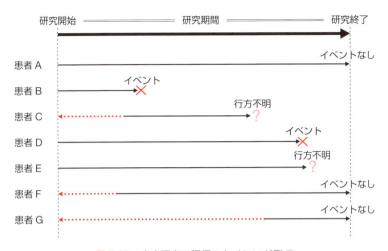

図 5.11 臨床研究の評価のタイミング例 ②
経過時間を合わせるために左端を揃える

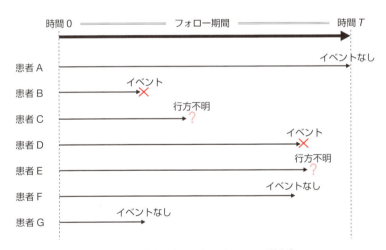

図 5.12 臨床研究の評価のタイミング例 ③
さらに研究期間をフォロー期間として時間 0 から時間 T までにする

ここで，イベントのあり／なしを評価すると，イベントが発生したのは全7人中患者Bと患者Dの2人．ということはイベント発生率は $\frac{2}{7}$ となるか？（図5.13）

しかし，イベント発生率 $\frac{2}{7}$ は正確ではない．なぜなら全員公平に T 年間フォ

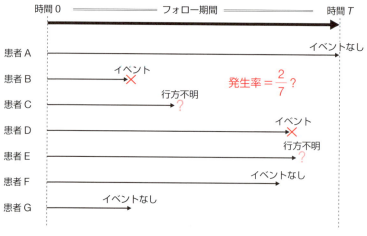

図 5.13　臨床研究の評価のタイミング例 ④
果たしてここでイベント発生率を $\frac{2}{7}$ としてよいか？

ローしていないからである．C, E, F, G は行方不明もしくは観察終了（打ち切り）の後，4年までにイベントが発生するかも知れない．イベント発生率が $\frac{2}{7}$ を下回る可能性はないが，イベント発生率は最大 $\frac{6}{7}$ となる可能性もある．

重要なのは，時間をきちんと区切ってフォロー期間内できちんと追えている人，もしくはイベントを起こした人たちだけで解析することである．つまり，区切ったフォロー期間の最後までイベントあり／なしを追跡しきれなかった人たちを，除外することになる．そうすることで全員公平に評価したことになり，またイベントのあり／なしで評価することになって解析がシンプルになる．例えば 3 年で区切ってしまおう（図 5.14）．

「3 年の時点での発生率を見てみましょう」となると，A は 3 年の時点でイベントがなかった．B は少なくとも 3 年までにイベント発生があった．C は行方不明になるまでの 2 年半の間にはイベントがなかったけれど，その先はわからない（＝情報がない）ので除外する．D は 4 年目に入る時点でイベントがあったけれども，3 年の時点まではイベントが発生していないので「イベントなし」と評価することになる．E も行方不明になったけれども，少なくとも 3 年の時点ではそれまでにイベントがなかった．F も同様に 3 年の時点ではなかった．G は行方不明ではないけれども観察期間が短いので，3 年までの情報がないので除外する．

5.5 評価のタイミング

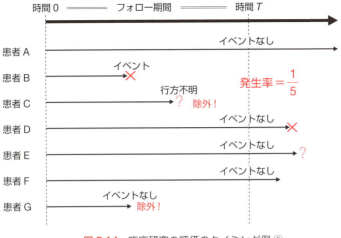

図 5.14 臨床研究の評価のタイミング例 ⑤
3年で区切ってみるとイベント発生率は分母も分子も変わって $\frac{1}{5}$

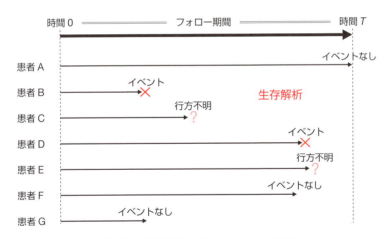

図 5.15 臨床研究の評価のタイミング例 ⑥
時間を元のまま4年間，行方不明や研究終了となった患者を打ち切りとすれば，生存解析になる

このような処理をすると，時間という枠を解析から外し，あり／なしで評価できる．あり／なしで評価できる代わりに2つの N を失い，分母が5になってイベント発生率は $\frac{1}{5}$ となる．ただし，この時間の設定については恣意的になりやすいので，あらかじめ研究デザインの際に設定しておく必要がある．

もし，このデータについて時間の枠組みを残し，途中で行方不明や研究終了となった患者を「打ち切り」として処理し，このまま解析するのであれば，生存解析となる（図 5.15）.

5.6 研究デザインのまとめ

研究の入口と出口が明確になっていれば，臨床研究の科学性はある程度担保される（図 5.16）．研究デザインの大原則は入口と出口である．入口というのは採用患者をどう定義するかであり，出口は因子やイベントの評価である．入口と出口をきちっとすることが研究の科学的信頼性の原則であり，ここを押さえることが最初である．そうすれば標準患者集団，因子，イベント，この3点が明確になる．つまりだれがやっても同じ標本を集めることができ，同じ因子やイベントを拾うことができるのである．入口と出口をきっちりしておけば，症例数が少なかろうが，観察期間が短かろうが，イベント数やイベント率が少なかろうが，科学的な信頼性は揺らがない．

逆にこれらの入口と出口（＝デザイン）が不安定で，イベントがあるのかないのかも明確ではない，人によって患者のふるい方が異なる，因子も明確に測定で

研究期間は3年くらいを目安に

研究の期間についてであるが，普通の臨床研究は3年くらいを目安と思っていただきたい．10年も続けると，ほとんどの人生を賭けるようなものになる．もちろん5年間続けなければいけない研究もある．5年フォローアップしなければいけないのもあるのだが，初めての臨床研究をこれから開始するのであれば，3年以内に論文化するくらいで企画するべきであろう．多くの研究を見ていると，研究者はともかく協力者は1年で飽きてくる．多施設共同臨床研究でも，盛り上がるのは最初のキックオフミーティングだけで，後は尻すぼみになることが多い．さっさとデータを集めて解析し，最初の論文はさっさと投稿しましょう．

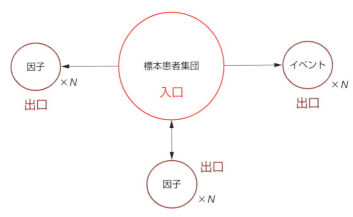

図 5.16 研究デザインの大原則
患者を定義する入口と因子やイベントの評価の出口をきちっとすることが研究の信頼性を高める

きなかった可能性が高いなどの場合は，どんなに解析に力を入れてもよい研究にはならない．3,000人，10,000人と標本数を増やしたところで，徒労に終わる．

ケースシリーズ・症例報告

　本書は臨床研究のデザインと統計解析の本なので，ケースシリーズや症例報告については取り扱わない．しかしこれらケースシリーズや症例報告は，臨床研究の根幹となるものであり，極めて重要な研究である．症例報告は，すべて1例1例が臨床研究の最小単位でもある．まれな疾患や外科領域で症例数が少ない手術の経験などは，統計解析を行うようなコホート研究には持ち込めず，ケースシリーズになることも多い．

　このようなケースシリーズや症例報告研究で重要なことは，統計解析を必要とする臨床研究と同じく測定すべきものをきちんと測定すること，そしてそれらをきちんと記録することである．臨床現場から得られたデータを元に，症例報告ではどういう点でこの症例は教育的なのかを議論し，ケースシリーズでは数例の症例がどのような治療を受け，どのような経過になったのかを俯瞰し，未来の症例を担当する医療者（読者）に情報を伝達するのである．

　コホート研究を実施したが，症例が十数例しか集まらないことも多い．これはコホート研究であるが，ケースシリーズでもある．何か主たる因子で群分けをして，評価項目に有意差があるかどうかを評価してもあまり意味はない．それよりはケースシリーズとしてていねいに，標本患者集団がどのような背景のある患者で，どのような治療を受けて，どのような経過をたどったのかを記述するのがよい．無理に p 値を算出するほうがナンセンスである．その場合も，連続変数を平均値で出すよりも，中央値と範囲（最大値－最小値）で表現するほうが伝え方としては正しく，場合によっては中央値や n（％）にまとめず，全症例を表にして列挙するのも1つの方法である．

6

研究計画書（プロトコル）作成

　研究計画書（プロトコル）は面倒だと考える研究者は多い．治験や臨床試験を計画する場合は，相当な期間をかけて準備する．分量も並大抵ではない．一方で，日常診療のデータを用いた観察研究は，もう少し気楽に書けばよい．しかし研究計画書作成の段階から，論文にすることを意識しておくとよい．

　研究計画書作成時に考えるのは，理想的な環境（gold standard）と現実的な環境（practical）の2種類である．例えば10万人の患者を採用し，死亡のハードエンドポイントを主要評価項目と設定し，20年間のフォローアップを行う研究というのは，理想的な環境ではあるが，果たしてそのような研究が実施可能であろうか？　現実にはそんなことはできないので，実際は現実的な環境で研究しなければならない．でも，頭の中の端っこには理想的な環境を意識しつつ，その差を少しでも埋めたり，その差を議論するというのが研究計画書作成の作業である．理想的な環境を意識したうえで，現実的な環境をつくる．ただし，科学的であることが大前提である．

6章　研究計画書（プロトコル）作成

6.1　なぜ研究計画書（プロトコル）か？

　20〜30年前は，過去の患者のデータを集めて解析する場合に，研究計画書（プロトコル）は必要なかった（と思われる）．なぜ現在は研究計画書の作成が必須になってきたのか？

　1つは倫理審査委員会に提出するためである．現在臨床研究に対して透明性が求められており，一診療科の過去の患者データを解析するだけであっても倫理審査を通さないと研究を行えない．研究計画書を作らないと倫理審査委員会に出せない．だから研究計画書を作成する必要が生じるのである．「人を対象とする医学系研究に関する倫理指針」（文部科学省・厚生労働省，p.30脚注*1）でも明示されている．

　また，研究には費用が掛かる．文科省や厚労省，AMEDなどの科研費は大学の研究者にとって重要な予算になるが，科研費に応募するためにも研究計画書を作る必要に迫られる．

　さらに，国際的な一流誌では，論文投稿の際に研究計画書の提出を求められることがある．例えばランダム化比較対照試験の研究結果を論文にして *The New England Journal of Medicine* や *JAMA* に投稿し，それが採択される可能性があれば編集部から「研究計画書をすぐに出してください」と連絡が来る．英文誌の研究計画書は当然英語で作る必要があるので，筆者も数日待ってもらって日本語の研究計画書を英文に訳してから提出している．研究計画書が手元にないと，訳すこともできない．

　しかしここまで述べたのは，あくまでも手続き的なものである．真の意味で研究計画書が必要な理由は，科学的に研究を実施するために，あらかじめきちんと規定し，それを記録し，研究に関係するスタッフ全員で共通認識を持つためである．

　近年，臨床試験の途中や終了後に試験内容を変更して，意図的にあるメーカーの薬にとって都合がいい結果を出していたことが発覚し，世間の批判を浴びた事例がいくつかあった．いわゆる「後出しじゃんけん」である．「後出しじゃんけん」なのだから勝つのは当たり前である．

6.1 なぜ研究計画書（プロトコル）か？

「われわれは後出しじゃんけんをしてはいない．このじゃんけんは，不正のない正々堂々としたじゃんけんだよ」と主張するのであれば，事前に研究計画書で研究計画をはっきりと示しておかなければならない．研究計画書を例えば 2017 年 10 月 1 日付で作っておくということは，仮にその研究を発表するのが 2022 年だとしても，2017 年 10 月 1 日の時点で，きちんと斯々然々と考えていたという証拠になる．もちろん研究を実施している途中でいろいろと変更しなければならないことも発生するであろう．そのような変更も，変更の日付と一緒にきちんと記録をしておき，後から検証可能にしておくことが重要である．

また，研究をやっている最中にいろいろな問題が起こる．「この患者は登録できるのかできないのか」などと判断に困ったとき，われわれがよりどころとして戻るのも，やはり研究計画書なのである．

研究計画書をきちんと作り込まずに適当に研究をしてしまうことによって，後になって不具合が出てくることがある．研究が全部終わった段階で「ああ，あのときこうしておけばよかったな」ということが必ず出てくる．事前にきちんと研究計画書を作っていても，後から「ああ，しまった．こっちだった」ということはたくさん経験するが，作らなかったときよりも悔いの数は少ないはずである．

昨今研究者独りではなかなかレベルの高い臨床研究は実施できず，よい臨床研究はチームを結成して行われている．チーム全体でコミュニケーションをとるには，まずは一緒によい研究計画書を作ることがよい臨床研究の最初のステップである．研究計画書作成のプロセスで，臨床医，統計担当者，データマネジメント担当者など多くの人から意見を出してもらい，それぞれの観点で研究計画書をよりわかりやすく，より曖昧さが少なく，より実施可能なものにしていく．また，だれが何をどう担当をするかなどのコミュニケーションを促進させる．それがよい研究計画書作成につながり，ひいてはよい研究・すぐれた論文に結び付く．研究計画書を書くことは，論文の下書き作業にもなる．

われわれが行う臨床研究の目的は，単にデータを集めて標本の変数を見比べ，p 値を出して 0.05 未満だったら「よし有意差ありだ」という形で論文を書くことではない．データはあくまでも通過点であって，本来はわれわれが出した結果を基に，明日の患者やもっと先の未来の患者に対して，偏りのない最新の情報を提供し，よい医療を提供することが目的のはずである．研究が論理的でなかったり科

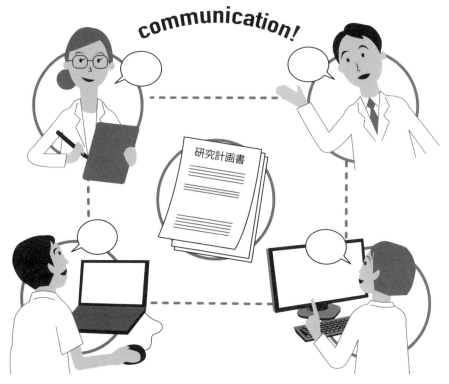

研究計画書の作成には，臨床医，統計担当者，データマネジメント担当者など多くの立場の人から様々な観点の意見を集める

学的でない場合でも，たまたまp値が有意であれば論文は書けるが，それは明日の患者には役立たない．そのためにも論理的かつ科学的な整合性を研究計画書の段階からきちんと取っておくことがなにより重要である．

　研究計画書は，必要な情報が入っていればどんな形でも構わないはずである．けれども，いろいろな人が研究チームのメンバーとしてかかわるうえに，倫理審査や論文査読の際に多種多様な人の目を通過することを考えると，誰もが見やすく，わかりやすい構造が求められる．
　例えばスーパーマーケットに行ってジャガイモを買おうとする．初めて訪れるスーパーであっても，よほど巨大でない限りほとんどの客は入店して5分以内にジャガイモを見つけられるはずである．なぜか？　スーパーでは，たいていジャ

ガイモが野菜売り場に置いてあるからである（**写真 6.1 ①**）．本来あるべきところに置いてあるから，ジャガイモがすぐに見つかり，買い物かごに入れて，次の買い物に移ることができる．

もしそのスーパーの店長が「ジャガイモはポテトなので，ポテト同士ポテトチップスの棚にあってもいいんじゃないか？」と考えてスナック菓子の棚に置いたら（**写真 6.1 ②**），初めてそのスーパーに来た客は，簡単にジャガイモを見つけられなくなる．

ましてや，オリジナリティを重視する店長が「ジャガイモはシャンプー売り場にあるほうが，シャンプーも一緒に買ってもらえるので便利だ」と考えてシャンプー棚に置いてしまうと（**写真 6.1 ③**），初めて来店した客はジャガイモを見つけらずに帰ってしまうかもしれない．

このような，ジャガイモがシャンプー売り場に置いてあるような研究計画書（欲しい情報をなかなか見つけられない研究計画書）というのは，残念ながら山ほどあるのが実状である．研究チームのメンバーや倫理審査委員は「ここであの情報を得たい」と思って研究計画書の該当部分を読むのだが，本来あるべきところにその情報がない研究計画書というのはたくさんある．ある情報 A と密接に関連する情報 B は隣近所にあって欲しいのだけれど，A と B が全く違うところにあると非常に困惑する．研究計画書をある程度ひな形に則った形で作成する理由はそこにある．

6.2 研究計画書（プロトコル）に必要な要素

研究計画書（プロトコル）に必要な情報（要素）を**表 6.1** に挙げる．ただし，これはランダム化比較対照試験の研究計画書の要素であって，観察研究（コホート研究や横断研究）などのもう少しシンプルな研究デザインの場合には，省略できる項目もあり取捨選択する必要がある．ランダム化比較対照試験の研究計画書を作成する際には，前節でも触れた「人を対象とする医学系研究に関する倫理指針」とその規定の解釈や具体的な手続の留意点などを説明したガイダンス[*1]を参照されたい．

[*1] http://www.lifescience.mext.go.jp/files/pdf/n1500_02.pdf
（2017 年 2 月 24 日確認）

6章 研究計画書（プロトコル）作成

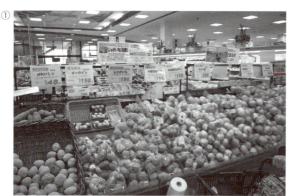

ジャガイモは
野菜売り場にあるから
すぐに見つかる

北竜町ポータルサイト運営協議会より許可を得て転載
http://portal.hokuryu.info/topics/agri/20150209

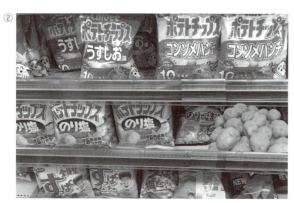

しかしジャガイモが
ポテトチップスと
同じ売り場にあると
簡単には見つけられなくなる
（イメージ写真）

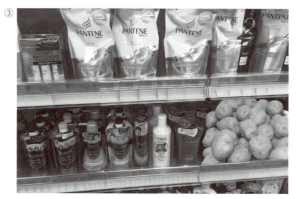

ましてやジャガイモを
シャンプーと
同じ売り場に置いたら
見つけられない客が激増する
（イメージ写真）

写真 6.1 ジャガイモは野菜売り場にあるからすぐに見つかる
スーパーでジャガイモは野菜売り場に置くべきであるように，研究計画書の各要素も「あるべきところ」に記載するべきである

6.2 研究計画書（プロトコル）に必要な要素

表 6.1 研究計画書（プロトコル）に必要な要素

概要（要約）	研究期間
目的	統計学的考察
背景	データの取扱いおよび記録の保存
研究デザイン	モニタリングと監査
適格基準	倫理的配慮
説明と同意	費用の支払い・補償・保険
採用手続きと割り付け	研究費・COI
治療計画	研究組織
アウトカムの評価	各種委員会
有害事象の評価・報告	結果の報告
観察項目とスケジュール	引用文献
中止基準	付録
予定症例数	改訂履歴

　最初に**概要**を示すことで，最後まで研究計画書を読まなくても，その研究がどういう患者を対象に，何を測定（介入）し，何を評価しようとしているのかがすぐにわかるようにする．**目的**の不明確な研究というのは，研究そのものの存在価値が問われる．介入のない研究であっても，貴重な患者のデータを用いるのであり，第三者が読んで目的が不明確な研究はダメである．次に来るのは目的と対になる**背景**である．どこまでわかっていてどこまでがわかっていないか，この研究のモチベーションは何なのかを明示する．**研究デザイン**がパッと明示できれば，研究チームのメンバーにとってはわかりやすい．**適格基準**を明示し，**説明と同意**をどうするのか，**採用手続きと割り付け**をどうするのか，もし介入（治療）を伴うものであればどういう治療を行うのかという**治療計画**を順に記載する．**アウトカムの評価**では，評価項目に順位付けを行い，その定義を明確にする．介入研究では必ず**有害事象の評価・報告**をどうするのかを明示する必要がある．アウトカム（評価項目）以外に，どのような因子をどのようなタイミングで測定するのかを，**観察項目とスケジュール**で明示する．介入研究などでもし患者の観察を中止する場合があるのなら**中止基準**を記載する．どのくらいの患者数を登録するのかを**予定症例数**で明示する．観察研究においてもどのくらいの症例数を予定するの

か，その症例数の根拠とした情報は何かを明示する．**研究期間**も，どの程度を予定しているのか記載する．**統計学的考察**では，どのような解析を予定するのか，アウトカムと因子が決まっていればある程度解析は規定されるので，それを記載する．**データの取扱いおよび記録の保存**では，得られたデータを誰がどのように管理し，どのくらい保管するのかを記載する．特に，データをきちんと保管する体制は，後日論文化した後になって，研究内容に疑義が生じたときの証拠になる．介入研究では**モニタリングと監査**の必要性を検討し，その方法を記載しておく．患者という脆弱集団を対象としている以上，**倫理的配慮**が必要である．介入研究はもちろんであるが，観察研究であっても患者に何らかの侵襲の可能性がある場合は，その程度と対策について事前に検討しておく必要がある．もし，患者や研究に関係した人および組織に費用を支払うのであれば，また臨床研究を通じて発生した損害などに補償を行う保険に加入している場合などでは，**費用の支払い・補償・保険**の項で記載する．お金のかからない臨床研究は存在せず，また多くの臨床研究者は医療機器や医薬品関係の企業と関係していることが多く，そのような関係を**研究費・COI**に記載する．

そこから先の項目は，ルーチンであり，**研究組織**を記載し，それと関連して**各種委員会**を記載する．**結果の報告**では，多くの臨床研究は学会や論文を通じて報告する．ここまでの記載について，参考にした文献情報は**引用文献**で記載する．その他の資料，例えば治療薬の説明書や患者説明文書，同意文書，患者向けの調査票などを**付録**として添付する．

ほとんどすべての研究では，倫理審査委員会の承認後や研究を開始した後から，研究計画書の変更を必要とする．理由としては，臨床研究を開始してみたものの，患者の登録がうまくいかず適格基準を変更する必要が出てきたり，新たな評価項目や因子を測定する必要が生じた，などである．そのような変更はすべて，日付と理由をつけて**改訂履歴**で明示していく．

以下では，ルーチン作業では記載しにくいと思われる項目に絞って解説する．

(1) 概要

概要というのは全体像を把握するためのサマリーのことである．

6.2 研究計画書（プロトコル）に必要な要素

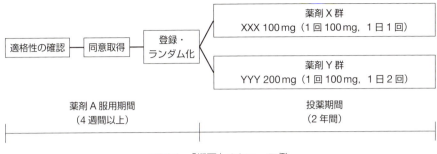

図 6.1 「概要」のシェーマ例

シェーマ

目的

研究デザイン

適格基準

予定症例数

研究期間

アウトカム

の 7 項目について 1～2 ページでつくればわかりやすい．

　例えば，ある施設に「研究分担施設としてこの研究に入ってください」とお願いするときに，お願いされた施設側は，研究計画書を預かって概要だけを読めば，研究の全体像を掴めるので「参加できそうです」「うちでは参加できません」「このような患者はうちではあまり診療していません」という判断が素早く行え，長い研究計画書をすべて読む必要がなくなる．

　概要にシェーマは必須ではないが，あったほうがわかりやすい．図 6.1 はシェーマの例であるが，どういう患者を対象にして，どう割り付けて，どのようにフォローするかという形を表している．

　研究デザインも，ランダム化比較対照試験なのか，コホート研究なのか，横断研究なのかという記述は必須である．どういう対象の人を比較しているか？全体で N はどれぐらいか？というのは，現実的に研究に協力するかどうかの判断に重要な情報である．

　ときどき概要と本文が食い違う研究計画書を見ることがあるが，これはよくない．概要と本文の内容に関しては，きちんと整合性を持つ必要がある．

119

(2) 目的・背景

　目的は「この研究では，どのような患者において，何の何に対する効果もしくは影響を見たいのか」ということを，数行で簡潔に書く．パッと見て「ああ，これは意味がある研究だ」と思わせたい．

　背景は，この研究を計画するに至った過去の知見である．例えば疫学や臨床のデータであったり，基礎医学的なメカニズムも重要である．この研究がうまくできたら，どのような新規性があり，臨床にどのようなインパクトを与えうるかということをきちんと書いておく．

　臨床研究というのは，多くの人的資源と費用を使い，貴重な患者のデータを扱う．観察研究であっても一定の労力と資源とリスクを伴う．だから，この研究をやるだけの価値を説得する必要があるので，背景をきちんと論理的に書かなければならない．「こんな研究，しなくてもいいのではないか？」と言われないように，きちんと書く．

　研究計画書をレビューしていて，最も困るのは，専門性の高い人たちが仲間内だけで書いてしまい，解説もなく専門的な内容を羅列している場合である．臨床研究には多くの人が関わりチームで作業をすることや，倫理審査において一般人の代表者も審査に加わらなければならないことを考慮すると，非専門家がパッと見てわかることは極めて重要である．自分たちの研究グループ内ではわかることでも，周りの人が見てその評価項目が何をしようとしているのかわからないということもある．これは論文にするときも同様である．周りの人にどれだけわかってもらえるかということが，臨床研究成功の重要な要素の1つである．

(3) 研究デザイン

　研究デザインでは，どのような研究を目指しているのか，コホート研究なのか，横断研究なのか，介入研究なのかということを最初に明確にしておくと，後で研究を支援するチームが「研究計画書や症例報告書のどこをチェックしないといけないのか」がすぐにわかってよい．

　観察研究（コホート研究や横断研究）であれば，観察が前向きなのか，ヒストリカル（後ろ向き）なのか，どの時点で標本患者の情報すべてを収集するのかを明確にする．同時に（軽微であっても）侵襲を伴う可能性があるのか／ないのか

> (1) 選択基準
>   以下の基準をすべて満たす患者を対象とする．
> 1) 食事療法・運動療法を実施中の2型糖尿病の患者
> 2) 薬剤Aを4週間以上服用中の患者
> 3) 薬剤A服用後の〇〇が過去3回中1回以上，〇〇 mg/dL 以上の患者
> 4) 〇〇が〇〇以上〇〇未満の患者
> 5) 同意取得時において年齢が20歳以上の患者
> 6) 本研究の参加にあたり充分な説明を受けた後，充分な理解の上，患者本人の自由意思による文書同意が得られた患者

図6.2 「選択基準」の記載例
「1行に1つの条件」にして曖昧さを排除する

を記載する．

介入研究の場合はほとんどがランダム化比較対照試験だと思われる．ランダム化比較対照試験ではどのようにランダム化するのか．盲験化をするのか／しないのか．そういうことをここで書く．これもパッと見てわかれば，研究を支援するチームの人が捉えやすい．

(4) 適格基準

適格基準は具体的かつ客観的に記載する．あとで症例報告書（Case Report Form, CRF）やデータベースを作成する必要があるので，曖昧な表現では使いにくい．1つの選択基準に2つ以上の条件をつけると，AかつBなのか，AもしくはBなのかなど捉え方が不明確になるので，原則1行に1つの条件にする（図6.2）．例えば「～を有する患者においては，…がある患者」という表現はできるだけ避けたい．また，その設定根拠も記載しておきたい．

自分1人でカルテを調査して，データを黙々と入力するだけであれば，頭の中には，文章化はしていないが明確な患者の適格基準があり，研究計画書（プロトコル）では明確にしていなくても何とかなる．かなり患者選択バイアスが入ってきそうだけれども，それでもまだ何とかなる．しかし多施設で入力したり，CRC（Clinical Research Coordinator：臨床研究コーディネーター）や看護師に患者登録をお願いするとなると，条件付きであったり曖昧な表現では必ず「この人どうしたらいいですか」と判断に困って，質問が寄せられることになる．それだけに

> (2) 除外基準
>   　　以下のいずれかに抵触する患者は本研究に組み入れないこととする．
> 1) 1型糖尿病患者
> 2) 過去の空腹時採血で○○が○○ mg/dL 以上の患者
> 3) 妊娠中あるいは妊娠の可能性がある女性，授乳中の女性
> 4) 重症感染症，手術前後，重篤な外傷のある患者
> 5) ○○値が男性＝○○ mg/dL 以上　女性＝○○ mg/dL 以上の患者
> 6) その他，研究責任（分担）医師が被験者として不適当と判断した患者

図 6.3　「除外基準」の記載例
除外基準も選択基準と同様「1 行に 1 つの条件」にする

曖昧さを極力排除することが必要である．

　除外基準も具体的かつ客観的で曖昧さを排除し，1 行に 1 つの条件にすることは選択基準と同様である．また，患者の安全性に配慮した基準として「この研究に入ってはいけないと思われる人」を入れる（**図 6.3**）．例えば 18 歳未満や，重症の肝機能障害（基準：○○○）などは除外基準とする．選択基準と裏返しの除外基準（20 歳以上 vs. 20 歳未満）は不必要である．

　臨床研究の研究計画書を最初のコアメンバーで作成し，固定が完了しても参加施設の担当者などを対象にしたキックオフミーティングや運営委員会を開催すると，たいてい適格基準で揉めることになり議論が先に進まない．適格基準を規定する場合，運営委員会メンバーだけでなく，臨床現場の医師や CRC など様々な立場の人の意見を求める必要がある．研究が始まってから「このような患者を対象にすべきではなかった」「○○症候群の人が入ってきた場合，自然に治るはずだ」「これは意味がない」など，毎回いろんな意見が出てくる．適格基準に関しては，本当に様々な考え方があることを念頭に置いて準備する．適格基準が最初に決まった通りに進むケースはなかなかお目に掛からない．

(5) 説明と同意

　倫理審査の目的は Vulnerable Population（＝脆弱な集団）の保護である．患者は常に脆弱集団である．担当医が患者に行う質問紙ですらも無言の強制力があり，仮にインフォームド・コンセントがあったとしても，暗黙に「協力しないと，ちゃんと診てあげませんよ」という雰囲気がある．また，患者にとって答えたくな

6.2 研究計画書（プロトコル）に必要な要素

患者に説明し、同意を得る方法
　本研究を実施するにあたっては、施設の倫理審査委員会における承認を受け、被験者に口頭および文書での充分な説明を行った後、文書での同意を得る。プライバシーは完全に保護され、研究からの離脱の自由については説明書中に明記され、研究参加への拒否および研究からの離脱によりいかなる診療上の不利益も被らないことが保証される。登録患者の氏名は匿名化され各施設からデータセンターへ知らされることはない。

図 6.4　患者に説明し，同意を得る方法の記載例

い項目がある場合も非倫理的と考えられる（図 6.4）．

　倫理審査は論文化の際のバリアーでもある．倫理審査を受けることで，研究デザインや研究実施上の問題点を抽出できる．

　倫理審査の要否とインフォームド・コンセントの要否を混同しているケースがよく見られる．倫理審査については，特別な事例（既公開のデータを用いたメタ解析など）を除いて，すべて倫理審査委員会の承認を得なければならない．一方でインフォームド・コンセントの要否は研究の種類で判断する必要がある．日常診療で得られているデータ（血圧，既往歴，臨床検査，画像，生死など）を利用して，ヒストリカルコホート研究を行おうとする場合には，インフォームド・コンセントは基本的には免除できる．しかし，「観察研究だから免除」ということにはならない．アンケートや新たな介入を行う場合はもちろん必要である．

　よく混乱するのは保険診療で認められているが，少し特殊な検査の場合である．これは少々悩ましい．日本では保険診療を使って，諸外国ではできない特別な検査ができるので，そのデータを用いた臨床研究は日本のオリジナリティが出せて魅力的である．しかし保険診療を用いた特殊な検査は，かなりがグレーゾーンだと思っていただきたい．一般的に，既に施設として標準的な診療に組み込まれている場合は，その診療データを後から用いてヒストリカルコホート研究として解析するぶんにはインフォームド・コンセントは不要だと思われる．けれども日常診療ではこれまでは組み込まれておらず，研究用のデータを取得する目的で保険診療でカバーされる検査を実施する場合は，インフォームド・コンセントは必須と考えて欲しい．本来は，保険診療としてよいかどうか，すなわち研究費で支弁するべきかどうかも検討を要する．

　また，検査（内視鏡検査や造影 CT など）目的の同意や，「診療を通じて得られ

6章 研究計画書（プロトコル）作成

表6.2 新たに試料・情報を取得する場合のインフォームド・コンセント等の手続き

研究対象者のリスク・負担			IC等の手続	研究の例
侵襲	介入	試料・情報の種類		
あり	−	−	文書IC	未承認の医薬品・医療機器を用いる研究、既承認薬等を用いる研究、終日行動規制を伴う研究、採血を行う研究　等
なし	あり	−	文書IC or 口頭IC＋記録作成	食品を用いる研究、うがい効果の有無の検証等の生活習慣に係る研究、日常生活レベルの運動負荷をかける研究　等
なし	なし	人体取得試料	文書IC or 口頭IC＋記録作成	唾液の解析研究　等
なし	なし	人体取得試料以外	文書IC or 口頭IC＋記録作成 or オプトアウト	匿名のアンケートやインタビュー調査、診療記録のみを用いる研究　等

文部科学省・厚生労働省「人を対象とする医学系研究に関する倫理指針 ガイダンス」より引用（p.115脚注＊1）

た診療情報は，個人が同定できない形で，研究に利用させていただくことがあります」とか「手術で得られた標本は，研究で利用させていただくことがあります」という，どの患者からも取得する同意は，現在では臨床研究におけるインフォームド・コンセントではないことに留意する．

　インフォームド・コンセントの要否や条件などについても，前述した「人を対象とする医学系研究に関する倫理指針」を確認するとよい．どのようにインフォームド・コンセントをとればよいか？もしくはどのようにオプトアウト（情報公開）したらよいか？など具体的な手続きについては，「人を対象とする医学系研究に関する倫理指針 ガイダンス」に記載されている．例えば新たに試料・情報を取得する場合，多くはインフォームド・コンセントを取る必要があるが，侵襲がなく介入もなく人体取得試料以外を使う場合（例：匿名のアンケートやインタビュー調査，診療記録のみを用いる研究など）であれば，インフォームド・コンセントは取らなくてもよい（**表6.2**）．ただし，その代わりにオプトアウトで患者さんが拒否する権利を保障しなければならない．

　既存試料・情報を提供・利用し，それらは匿名化されておらず自機関で利用す

表 6.3 既存試料・情報を提供・利用する場合のインフォームド・コンセント等の手続き

既存試料・情報の種類		IC等の手続		
		他機関への提供 （提供する側）	他機関から取得 （提供される側）	自機関で利用
匿名化されていない	人体取得試料	○文書 IC によらない場合は口頭 IC ○文書 IC・口頭 IC が困難な場合はオプトアウト ※いずれも困難な場合の例外あり	○文書 IC・口頭 IC によらない場合はオプトアウト ※提供する側の IC 又はオプトアウトの手続きが行われていることの確認が必要	○文書 IC によらない場合は口頭 IC ○文書 IC・口頭 IC が困難な場合はオプトアウト ※いずれも困難な場合の例外あり
	人体取得試料以外			○文書 IC・口頭 IC によらない場合はオプトアウト
匿名化されている		手続不要	手続不要	手続不要

文部科学省・厚生労働省「人を対象とする医学系研究に関する倫理指針 ガイダンス」より引用（p.115 脚注＊1）

る場合，文書インフォームド・コンセントや口頭インフォームド・コンセントが困難であれば，その理由を書くことでオプトアウトが許される．匿名化されていれば手続きは不要となる（**表 6.3**）．

(6) 採用手続きと割り付け

どのようにして患者を登録していくか．適格基準の項でも触れたが，少数例の単施設研究ならば担当者が1人で黙々と入力することもあるが，多施設や複数の人間が分担して患者を採用するような臨床研究に関しては，担当医や CRC，もしくは看護師も含めて，どういうプロセスを使って，患者を登録していくかということを事前にきちんと決めて，研究計画書に記載しておく．もし割り付けを伴うランダム化比較対照試験であれば，「どのように割り付けるのか」を記述する．ランダム化で層別化を行ったり，割り付ける症例数を調整する場合は，その詳細を明記しておく（**図 6.5**）．

観察研究の場合も，既存のデータから採用するのか，新規に標本患者を集めるのかということを書く．既存データから採用するのであれば，既に作成している患者台帳とかカテーテル検査の記録から収集するのかということを記載するとよい．臨床研究に慣れている人であれば，採用手続きを読むことで，どれくらいの時間とコストがかかりそうかという判断ができる．

> (7) 症例登録、割付方法
> 　1) 患者の登録方法
> 　　研究責任（分担）医師は ① 患者から文書による同意を取得する。② 対象患者に合致することを確認し、Web 上にて症例登録を行う。③ 適格性の確認を受け、患者識別コードと治療群名が記載された登録確認画面を Web 上にて確認する。④ 同意撤回、中止、脱落等が生じた時は速やかに研究事務局に報告する。
> 　2) 患者の割付方法
> 　　患者の各治療群への割付は中央登録方式にて行う。Web 上にて予め設定した無作為化システムに従い、症例登録順に順次各治療群に割付け、患者識別コードと治療群を記載した登録確認画面を Web 上に掲載する。割付表は中央で保管し、研究責任（分担）医師には開示しない。なお、各群間で可能な限り均一とするため、以下の項目を割付調整因子とした最小化法を用いた動的無作為割付を行う。
> 　　　① ○○（○○以上、未満）
> 　　　② 研究登録前の治療薬 X の有無
> 　　　③ 性別
> 　　　④ ○○（○○以上、未満）
> 　　　⑤ ○○（○○ mg/dL 以上、未満）
> 　　Web 上にて適合と判断した場合、研究責任（分担）医師は研究対象薬の投与を開始する。

図 6.5　症例登録と割付方法の記載例

　患者の採用が臨床研究のネックになることが多く，適格基準に適合する患者の採用に漏れがないように手順を構築すべきである．基本的に多忙な担当医が診療の合間に自ら割り付けをしながら，患者の基本情報を登録するのはかなり難しい．できるだけ工夫をして，担当医の負担を最少にすることに注意を払いながらつくりたい．

(7) アウトカムの評価

　アウトカムはエンドポイントと言われることもある．臨床研究においては，アウトカムにはヒエラルキーがあり，特にランダム化比較対照試験では最も重要と考えられるアウトカムを主要評価項目と事前に宣言し，それについて症例数設計を行い，解析を行い，結果を報告する．従って，この研究で主要なアウトカムが何なのかということを明示し，それ以外の何か副次的なアウトカムズ（複数の s がついてアウトカムズ）と区別する（図 6.6）．

　アウトカムは，患者によって評価されたり／評価されなかったりすると，バイアスの元である．できるだけ信頼性・妥当性が高く，客観的な指標で，なおかつ再現性が高いものでなければならない．例えば「長期予後」と記載されても判断

```
(1) 主要評価項目
    1年間における○○の変化量
(2) 副次的評価項目
    1) 1年間における○○の変化量
    2) 1年間における○○の変化量
    3) 1年間における○○の変化量
    4) 1年間における○○の変化量
    5) 1年以内の死亡
    6) 1年以内の急性心筋梗塞の発症
```

図6.6　アウトカムの評価の記載例

に困るので,「5年間における心筋梗塞の再発」などと具体的に記す.当然ながらアウトカムは,内容によって観察期間や評価方法などが変わってくるので,どのように評価するかについても記載しておく.

また,アウトカムを研究計画書に記載するときは,解析をするときのことまで想像しつつ,1つひとつそれが数字に落とせるかどうかということを意識する.

(8) 有害事象の評価・報告

観察研究で既存のデータだけを使うのであれば現実的には有害事象はほとんど問題とならないが,研究計画書の中では可能性について検討をしておく.簡単なアンケートのような横断研究であっても,それが患者に対して何らかの心的ストレスを与えるかもしれず,全くないと宣言することはフェアではない.有害事象が本当になければ理由をつけて「なし」と記載する.

介入研究に関しては軽微なことも必ず書く.書いておくことで,研究者がちゃんと被験者保護を意識している証拠にもなる.最新の「人を対象とする医学系研究に関する倫理指針」でも,重篤な有害事象は報告をすることが求められているので,その手順についても記載する.

図6.7はある有害事象報告の流れをチャート化した例である.この例では,有害事象が発生したら「予測される重要な有害事象」「心血管イベント」「その他」の3つに分けて対応している.「その他」以外に関してはEDC（Electronic Data Capture）でデータ報告をするが,「倫理指針」に基づいた重篤な有害事象であれば,研究事務局に至急連絡をして,倫理審査委員会や機関の長,安全性モニタリ

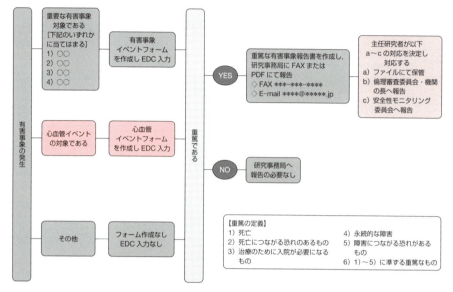

図 6.7 有害事象報告の流れの例
このような形で報告から対応決定までの態勢を整えておく

ング委員会において対応を決める.

(9) 観察項目とスケジュール

　自分以外の第三者が情報収集すると考えて, 誰が見てもわかるように観察項目とスケジュールを記載する. 特に多施設で行う場合は, EDC やデータベースを作成するときのことを考えて, 具体的な記述を心掛ける. 患者の年齢, 重症度, 計算値, その研究特有の評価項目, 画像等を観察し, 定期的に報告するスケジュールを組む.

　とくに必ず観察しなくてはならない必須項目を作る. 例えば EDC やデータベースを作る場合, 原則欠損があってはならない項目を必須項目にする. それから測定できる患者だけで測定して入力する任意項目を作る. しかし筆者の経験では, 単施設で少人数の研究者が行うランダム化比較対照試験や前向きコホート研究では, 任意項目を設定しておいても, 比較的きちんと任意項目を収集することが可能であるが, 多施設で行うランダム化比較対照試験や前向きコホート研究の場合, 任意となっている項目はほとんど測定, 入力されない. 結果的にところどころし

か入力されていない穴だらけのデータになる．任意項目の入力がされている患者群と取れていない患者群とでは，患者の背景や主治医の治療方針に大きな差がある．任意項目は収集できたデータだけで解析すればいいという考え方もあるが，収集できた項目だけで解析すると，何らかのバイアスの影響を受ける可能性が高い．従って，任意項目を設定することはあまりお勧めしない．

また，スケジュールを表にしておくとわかりやすい．
　　事前のスクリーニングのときにはこれ
　　登録時，治療開始前の起点ではこれ
　　1～3年後ではこれ
という内容を示す．だれでも観察・測定できることと，観察結果を数字にできることが求められる．

表 6.4 はそのスケジュール表の一例である．症例組入れのときに左の列の 13 項目のチェックを行い，その後 0 カ月，1 カ月，2 カ月，3 カ月，6 カ月の時点でそれぞれ観察すべき欄に○印が入っている．△印は任意項目である．

(10) 研究費・COI

人間の活動なのだから，全く費用を要しない臨床研究というのは存在しない．個人で自施設のデータだけをまとめて発表する観察研究（ヒストリカルコホート研究や横断研究）だと，自分以外の費用はかからないからまだわかる（本来は自分の時間も費用）．しかし，多施設共同研究やランダム化比較対照試験などで「研究費なし」と書かれている臨床研究の研究計画書はとても胡散臭く感じてしまう．「すべての介入は保険診療の範囲内で行われる」と書かれている介入研究にも要注意である．無理やり保険適用内で研究をしているのではないかと感じることがある．本当に保険適用なのかどうか，よく考えないといけない．

COI（Conflict of Interest，利益相反）についても，寄付金の受け入れや講演会の講師は COI にならないわけがないので，研究計画書作成時点でわかっていれば記載する必要がある．しかし研究計画書開始の段階ではなくても，後で COI となることもあり，その関係は研究期間を通じて流動的である．研究内容とは本質的に別次元の内容であり，本来は，所属機関などが研究計画書以外で管理をするのが望ましい．

表6.4 観察項目とスケジュールを一覧にした表の例

	症例組入れ (1カ月以内)	0カ月 Baseline	1カ月	2カ月	3カ月	6カ月
同意の取得	○					
眼圧（ゴールドマン眼圧計）	○	○	○	○	○	○
視野（ハンフリー視野計）	○					○
細隙灯顕微鏡検査	○	○	○	○	○	○
隅角鏡検査	○					
眼底検査	○					
眼底写真撮影	○					○
セル・フレアメーター	○	○				○
OCT	○					○
視力	○	△	△	△	△	○
屈折検査	○	△	△	△	△	○
角膜内皮および中心角膜厚	○					○
充血グレーディング		○	○	○	○	○
有害事象の確認		○	○	○	○	○
点眼状況の確認		○	○	○	○	○

一流の研究者ほどCOIが多いのが当たり前の時代になった．共同研究者が「COIを公表するのならこの研究を降りる」と主張したのは昔のこと．現在はCOIがたくさんあるほどその領域の専門家と考えるべきである．

なお奨学寄付金は提供元の企業に関する研究には利用できない．2014年4月22日に通知された「製薬企業による臨床研究支援の在り方に関する基本的考え方」（日本製薬工業協会）[*2]に「自社医薬品に関する臨床研究に対する資金提供や物品供与等の支援は，契約により実施すること」と明示されている．奨学寄付金をもらった恩義でその会社の薬剤に効果があるかどうかを患者のデータを集めて研究するのはご法度である．法的な拘束力はないが，行動プラクティスとしてどこの組織でも遵守している．もはや奨学寄付金で臨床研究をする時代ではない．

[*2] http://www.jpma.or.jp/event_media/release/pdf/20140422.pdf
（2017年2月24日確認）

（11）研究組織

研究組織の主な構成は以下のとおりである．
 研究代表者（主任研究者）
 運営委員会
 研究事務局
 プロトコル委員会
 イベント評価委員会
 独立データモニタリング委員会
 統計解析責任者
 データベース管理者
 施設代表者
  研究分担者

参加施設以外の研究組織は，後から付け足していくと研究の結果に左右される可能性があるので，できるだけ最初に決定する．確かに面倒な部分なので，後回しにしたくなる気持ちはわからなくもない．対価（研究費）を要求されたら困るとか，全員を著者に入れろと言われたらどうしようかと悩むなど，背景に人間関係の面倒な部分があることは理解できる．しかし曖昧にしておくほうが後で面倒なことにもなりかねない．エイヤッで電話をして趣旨説明をし，名義貸し／名義借りではなく「あなたにはいつごろにこれこれをお願いします」と具体的な内容を伝えて研究組織に入っていただくことをお願いをする．このとき名義貸しや名義借りは不正行為だということを強く認識しておきたい．

単施設でも研究組織は必要である．多忙な組織の長がどんなときにも出席するのは不可能である．まずマネージャーを設置する．要するに小回りがきく担当者である．ほかにデータ管理責任者も必要である．その技能がある人が望ましいが，適任者がいない場合はせめてアシスタントを置かないと，データ管理が行われない．そして研究分担者を置く．

同一研究室で，複数の研究を走らせるときは管理表をつくるとよい（**表 6.5**）．医局の壁に貼って目に入るようにしておく．

表 6.5　管理表例

研究名	登録開始	登録終了日	フォロー終了日	目標症例数	担当者	担当アシスタント
A 研究	2014/12/1	2016/12/1	2018/1/31	300	青山　隆	大橋みゆき
B 研究	2015/3/15	2016/3/15	2017/3/15	150	坂井直樹	藤本卓司
C 研究	2015/9/1	2016/2/28	2016/8/31	40	飯田恵美	藤本卓司
D 研究	2016/5/20	2018/3/30	2020/3/30	1200	青山　隆	倉品佳子

(12) 各種委員会

独立データモニタリング委員会やイベント評価委員会などが該当する．

独立データモニタリング委員会は，独立した立場で研究継続の可否などを判断し，研究代表者に勧告する立場であり，研究者と同じ立場であればバイアスがかかってしまう．論文の著者として予定されていると，自分の業績に影響するために研究の中止を勧告しにくくなる．そのあたりを勘案して，委員会を構成すべきである．

イベントを評価する人（担当医など）が割り付けや患者背景を知っている場合は，そのバイアスから判定を独立させなければならない．そのためにイベント評価委員会を構成することもある．

論文の著者（Authorship）についても研究計画書に書いておくと，後から楽である．

6.3　研究計画書（プロトコル）作成の要点

研究計画書（プロトコル）作成の際に，ある程度似た研究の研究計画書を参考にするのもよい．他人の作成した研究計画書が必ずしもよい出来ではないかもしれないが，特にこれから研究を始める人にとって参考資料としては悪くない．

研究計画書作成に最も重要なのは想像力である．「もしこんな患者が来たら」「もしこういうことが発生したら」「もしこういうことができなかったら」という，たくさんの「もし」（それも，悲観的に）を想像し，多くの人と相談し，意見を出し合って，それに対してきちんと答えるような研究計画書を作成する．

6.3 研究計画書（プロトコル）作成の要点

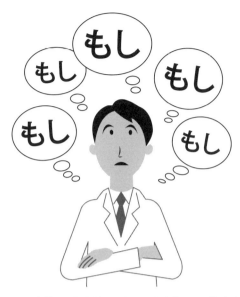

「もし○○が発生したら」「もし○○ができなかったら」……「もし」という想像力の積み重ねが良い研究計画書に結び付く

　現実の診療や生身の患者を対象にするため，実際に臨床研究をスタートしてから「あんなに検討していたにもかかわらず，こんなことが発生した」ということが必ず，それも頻回に起こる．だからあらかじめできるだけ人を集めて，「もし」という形をたくさん検討しておく必要がある．

　6.2節（2）「目的・背景」（p.120）でも述べたように，非専門家も理解可能な研究計画書をつくる．だれかに「研究計画書をつくって」と言われて，実務担当者が1人でキーボードを叩いて何日間か何週間か掛かってドラフトを書いてしまうケースが多いが，この方法だとたいていうまくいかない．倫理審査委員会の締め切りに合わせて，研究計画書を提出するために，1人の担当者がガーッと書き始めて，締切直前に仕上げて出す…というのは失敗する典型例である．

　研究デザインを立案するときと同じだが，研究計画書の作成時には必ず取捨選択というプロセスがある．Aということをやりたい（選びたい）のだが，そうするとBが成り立たないなど，臨床研究デザインも研究計画書作成も取捨選択の作業なのである．これを1人で行うことには限界がある．普段から患者をたくさん診ている人の意見も聞かなければならないし，疫学や統計学の視点も勘案しなけ

ればならない．

　要は，研究計画書は時間をかけてつくるということである．たくさんの取捨選択をしないといけないし，話し合いもしなければならないので，締切直前に慌てて作成するのではなく，とにかく充分に時間を取って1つひとつ考えていただきたい．

　みんなでミーティングをして，よいところ，悪いところ，改善すべきところを出し合えば，よい研究計画書が出来上がる．「だれかが1人でガーッ」とさえしなければ，何とかなる．

臨床研究をきちんと行うと測定装置のエラーもわかる？

　臨床研究を通じて，測定装置のエラーを見つけ，世界中で測定装置のエラーの修正につながったことがある．筆者は，臨床研究の最初のデザインから解析，執筆まで，一貫して継続的に関われない臨床研究には参加しない．その多くの研究では，イベント評価や解析の合宿を繰り返す．あるとき，筆者が最初に計画したデザイン，症例数設計で，予定で通りの結果が得られるはずにもかかわらず，解析結果が予想外のばらつきを見せた．このとき合宿をしていたので，目の前に測定の担当者や専門医もいて，ばらつきの原因を議論した．議論の結果「この結果はおかしい．測定装置のエラーしか考えられない」と結論づけ，その結論が正しいかを実証するために，次の合宿には測定機器ごと持ってこようということになった．そして，次の合宿で目の前で測定装置の出力を確認したら，やはり測定装置のエラーであることが実証された．研究は別の機器で測定し直し，エラーのある測定装置はメーカーを通じて全世界で修正されたという逸話である．

7 論文化に向けて

　第5章のまとめ（p.108）で，臨床研究を科学的するためには入口（標本患者集団）と出口（因子やイベント）を明確にして，誰がやっても同じものが拾えることの重要性を記載した．論文化の段階でも同様である．特に入口（標本患者集団）が明確でなければ，一流誌には相手にしてもらえない．出口（因子やイベント）も同様である．しかし，研究デザインや研究計画書（プロトコル）の段階とは異なって，論文の結果（図表）でそれを提示しなければならない．もちろん論文にも Methods のところで適格基準や評価項目の定義を記載するが，研究計画書ほど詳細に書くことはできないため，結果（図表）でもアピールすることが重要である．

7.1　標本患者集団を明確に

　実際に論文の準備に入るときには，まず標本患者集団（コホート）を明確にする．「選択基準」「除外基準」を Methods で明確にして，誰が研究を実施しても，同じ標本患者を選べるような基準を提示する．臨床研究が科学である以上，再現性を担保するのは最低限の条件である．

7章　論文化に向けて

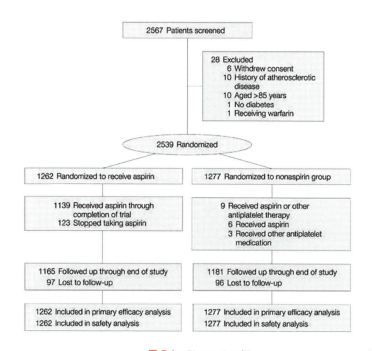

図 7.1 Figure 1 の例
標本患者集団をどう採用し，どのような過程を経て解析対象集団になったのかを明確に示す
（Ogawa H et al. *JAMA*. 2008;300:2134-41）

　例えば単に「風邪の患者 100 人」としただけでは，医師によって風邪と診断される人に違いがあるかもしれない．「ある検査で陽性だった患者」などの明確な基準を設定したほうがよい．そして「なぜその集団なのか？」という理由づけも重要である．

　どれくらいロジカルに標本患者集団を設定したのかが問われるのが Figure 1 である．標本患者集団をどのように採用し，どのような過程を経て解析対象集団に落ち着いたのかを明確に示す．Table 1 では解析対象集団の背景を表す．もちろん論文のまとめ方にもよるが，Figure 1 で「こういう人たちをスクリーニングして，このようにして最終的な解析対象集団となった」ということを載せ，その解析対象集団の背景を一目瞭然に示すのが Table 1 である．

　図 7.1 は Figure 1 の例である．もともと 2,567 人の患者がスクリーニングされたけれども，28 人が除外され，それぞれがどういった理由で除外されたかをきち

7.1 標本患者集団を明確に

正規分布しない入院日数は中央値と四分値で表す　　　　解析対象数を明確にする

Table 1. Patients' backgrounds, and comparison between those prescribed with and without Beers drugs

Characteristics	Total No (%) (n = 2155)	BL drugs No (%) (n = 1209)	Non-BL drugs No (%) (n = 946)	p value
Age group (y)				0.0002
65–69	383 (17.8)	226 (18.7)	157 (16.6)	
70–74	528 (24.5)	311 (25.7)	217 (22.9)	
75–79	537 (24.9)	325 (26.9)	212 (22.4)	
80–84	342 (15.9)	177 (14.6)	165 (17.4)	
85–90	223 (10.3)	108 (8.9)	115 (12.2)	
>90	142 (6.6)	62 (5.1)	80 (8.5)	
Hospitalized days, median (25, 75%)	11 (5, 22)	13 (6.5, 28)	9 (3, 17)	<0.0001
Sex (Male)	1145 (53.1)	636 (52.6)	509 (53.8)	0.6
Race (Asian; Japanese)	2141 (99.4)	1202 (99.4)	939 (99.3)	0.6
Ward				
Surgical	854 (39.6)	590 (48.8)	264 (27.9)	<0.0001
Medical	1025 (47.6)	479 (39.6)	546 (57.7)	
ICUs	276 (12.8)	140 (11.6)	136 (14.4)	
Doctor in charge (Resident)	600 (27.8)	313 (25.9)	287 (30.3)	0.02
Surgery (Scheduled)	511 (23.7)	413 (34.2)	98 (10.4)	<0.0001
Total number of categories of prescription on admission, median (25, 75%)	4 (3, 6)	4 (2.5, 6)	4 (3, 6)	0.4
Charlson comorbidity index, median (25, 75%).	3 (1, 5)	3 (1, 5)	3 (1, 5)	0.04

BL drugs, drugs listed in the Beers criteria; ADE, adverse drug event; ICU, intensive care unit.

図 7.2　Table 1 の例 ①
解析対象集団の背景を一目瞭然に示す
(Sakuma M et al. *Pharmacoepidemiol Drug Saf.* 2011;20:386-92)

んと示している．最終的に 2,539 人がランダム化され，1,262 人のアスピリンを服用する群と 1,277 人のアスピリンを服用しない群に分かれた．服用群については追跡期間中にきちんと割り付け通り服用していた患者が 1,139 人で，途中で中止した患者が 123 人という内容を 1 つの図で表している．

　理想的には，アスピリンを服用する群は最後まで全員がきちんと服用を続け，服用しない群は最後まで全員服用しないでいて欲しいのだが，生身の患者であり，そのようなことはもちろんあり得ない．重要なことは事実をきちんと把握して，正確なフローチャートで示すことである．

　ここでもう一度研究デザインの話に戻るが，研究デザインを考えるとき，研究計画書を作成する段階で，「こういうものを最終的に完成させるんだ」というイメージを持っておくことで，適格基準や評価項目の設定，フォローアップの期間や測定の頻度などが洗練される．

　Table 1 では，図 7.2 のように患者背景をきちんと明確にする．例えば入院日数だったら，正規分布しないので中央値と四分値で出す．また必ず全体の解析対象数を明確にする．図 7.3 でも，年齢は平均値と SD で表し，糖尿病罹病期間は

7章 論文化に向けて

Table 1. Baseline Clinical Characteristics

<small>年齢は平均65，標準偏差10という分布</small>
<small>性別は男女どちらかの数と割合を示せばよい（ここでは男性）</small>

Characteristic	Aspirin Group (n = 1262) No. (%)	Nonaspirin Group (n = 1277) No. (%)
Age, mean (SD), y	65 (10)	64 (10)
Male	706 (56)	681 (53)
Current smoker	289 (23)	248 (19)
Past smoker	274 (22)	246 (19)
Body mass index, mean (SD)[a]	24 (4)	24 (4)
Hypertension	742 (59)	731 (57)
Dyslipidemia	680 (54)	665 (52)
Systolic blood pressure, mean (SD), mm Hg	136 (15)	134 (15)
Diastolic blood pressure, mean (SD), mm Hg	77 (9)	76 (9)
Duration of diabetes, median (IQR), y	7.3 (2.8-12.3)	6.7 (3.0-12.5)
Diabetic microvascular complication		
Diabetic retinopathy	187 (15)	178 (14)
Diabetic nephropathy	169 (13)	153 (12)
Proteinuria, ≥15 mg/dL	222 (18)	224 (18)
Diabetic neuropathy	163 (13)	137 (11)
Dermal ulcer	6 (0.5)	6 (0.5)
Treatment for diabetes		
Sulfonylureas	737 (58)	710 (56)
α-Glucosidase inhibitors	422 (33)	414 (32)
Biguanides	168 (13)	186 (15)
Insulin	166 (13)	160 (13)
Thiazolidines	63 (5)	65 (5)

<small>糖尿病罹病期間は中央値7.3，四分値が2.8と12.3</small>

図7.3 Table 1の例 ②
年齢（Age）は平均値とSD，正規分布をしていない糖尿病罹病期間（Duration of diabetes）は中央値と四分値でそれぞれ表している．変数に応じて表し方を変えることが大切．
（Ogawa H et al. *JAMA*. 2008;300:2134-41）

　正規分布をしていないので，中央値と四分値で表すなど，変数に応じて表現方法を変える．

　性別のような2元変数については男性か女性のどちらか一方を表示すればよい．その一方に対して実数と割合（%）を算出する（図ではMale）．%は，10%以上の数字であれば，小数点1桁まで出す必要はほとんどなく，整数でも充分で

ある.

　Figure 1 と Table 1 は基本的にはどの研究でもある程度同じである．その後，図（Figure）や表（Table）でどのようにアウトカムを表現するかは，論文によってどのようなメッセージを出したいかで異なるが，常に大事なのは論文を通して一貫性（Consistency）がきちんとあることである．

　正規分布であるものを正規分布でないデータとして扱ったり，逆に非正規分布なのに正規分析を前提とした解析をするといった一貫性のズレは，最終的に論文の採択に響いてくる．必ず最初から最後まで一貫して論理が流れているかをチェックすることが大事である．そのためにも，臨床研究論文を執筆しようとする研究者は，仮に統計解析を誰かに依頼したとしても，本書に記載されている程度の最低限の臨床疫学・統計学の知識を持っておくことが必要である．

Table 1

　多くの臨床研究で，Table 1 では患者背景と介入治療や評価したい因子との関係を評価している．しかし単に介入治療や評価したい因子と患者背景という関係だけではなく，患者背景の中で，重症度と年齢や，他の治療の頻度などが関係してないか，という視点で統計解析を行うことも重要である．因子同士の集積はよくあることであり，特にランダム化比較対照試験以外での解析では，念頭に置いておく必要がある．

　因子と患者背景だけでなく，研究への参加の有無や，欠損値がどちらかに多い傾向があるときには，何か理由があって偏りが起きているのではないかを確認する．どちらか一方の介入群だけ異常に検査値が測定されていないとか，偏った人たちが集まっているといったことがないように，常に臨床的なセンスに合致しているかを統計解析を通じて確認する．

7.2　図表の選び方

　図表の選択では，執筆している臨床研究論文の幹が何であって，枝葉が何であ

Table 1. Incidence of Adverse Drug Events

Ward	n	Patient-days	ADEs	Incidence*	95% CI	Crude rate†	95% CI	Annual ADEs‡
Medicine	1,531	25,734	504	19.6	17.9-21.3	32.9	30.6-35.3	4,148
Surgery	1,469	30,419	407	13.4	12.1-14.7	27.7	25.4-30.0	3,218
ICU	459	3,230	99	30.7	24.6-36.7	21.6	17.8-25.3	634

ADE, adverse drug event; ICU, intensive care unit; CI, confidence interval; *per 1,000 patient-days; †per 100 admissions; ‡Extrapolated from number of ADEs and information from three hospitals

図 7.4 Table で表すほうが Figure より適していると思われる例
発生率を表したい場合などは情報量が多い Table のほうがよい
(Morimoto T et al. *J Gen Intern Med*. 2011;26:148-53)

Table 2. Atherosclerotic Events

	Aspirin Group		Nonaspirin Group	
	No. (%)	No. per 1000 Person-Years	No. (%)	No. per 1000 Person-Years
Primary end point: all atherosclerotic events	68 (5.4)	13.6	86 (6.7)	17.0
Coronary and cerebrovascular mortality	1 (0.08)	0.2	10 (0.8)	2.0
CHD events (fatal + nonfatal)	28 (2.2)	5.6	35 (2.7)	6.9
Fatal MI	0	0	5 (0.4)	1.0
Nonfatal MI	12 (1.0)	2.4	9 (0.7)	1.8
Unstable angina	4 (0.3)	0.8	10 (0.8)	2.0
Stable angina	12 (1.0)	2.4	11 (0.9)	2.2
Cerebrovascular disease (fatal + nonfatal)	28 (2.2)	5.6	32 (2.5)	6.3
Fatal stroke	1 (0.08)	0.2	5 (0.4)	1.0
Nonfatal stroke				
Ischemic	22 (1.7)	4.4	24 (1.9)	4.6
Hemorrhagic	5 (0.4)	1.0	3 (0.2)	0.6
Transient ischemic attack	5 (0.4)	1.0	8 (0.6)	1.6
Peripheral artery disease[a]	7 (0.6)	1.4	11 (0.9)	2.2

図 7.5 Table で示した例 ①
Table で示すことで薬剤（アスピリン）服用／非服用の結果の比較が容易になる
(Ogawa H et al. *JAMA*. 2008;300:2134-41)

Table 3. Risk factors for ADEs

	Crude	Adjusted		
Variables	Odds ratio (95% CI)	Odds ratio (95% CI)	Coefficient	p-value
Doctor in charge (resident)	1.3 (1.0–1.7)	1.5 (1.2–2.0)	0.43	0.002
Scheduled operation	1.2 (0.9–1.6)	1.6 (1.2–2.1)	0.45	0.002
Dyspnea (present)	1.5 (1.1–1.9)	1.7 (1.3–2.3)	0.55	<0.0001
Consciousness (clear)	1.6 (1.1–2.6)	2.6 (1.6–4.2)	0.94	<0.0001
Burden of illness (Charlson comorbidity index)				
Dementia	2.3 (1.7–3.3)	2.8 (2.0–4.1)	1	<0.0001
Hemiplegia	2 (1.3–3.0)	1.8 (1.2–2.8)	0.6	0.009
Cancer	1.5 (1.2–1.8)	1.6 (1.2–2.0)	0.46	<0.0001
Medication prescribed before admission				
Laxatives	1.9 (1.4–2.5)	1.7 (1.3–2.2)	0.5	<0.0001

図 7.6 Table で示した例 ②
Table を使えば単変量解析と多変量解析を比較する形で示すことが可能である
(Sakuma M et al. *Pharmacoepidemiol Drug Saf*. 2012;21:1221-6)

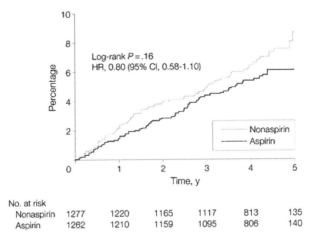

図 7.7 グラフと表の両方を使った Figure の例 ①
グラフで視覚に訴えながら表も示すことで具体的な数字もわかる
(Ogawa H et al. *JAMA*. 2008;300:2134-41)

るかを先に見極める．いろんな統計解析を行い，枝葉に紛れて幹が何であるかわからなくなってしまっている臨床研究論文をよく見かける．先述のルーチンとしての Figure 1 と Table 1 に加えて，まず幹となる解析結果の図表を 2～3 点提示し，枝葉は 1 点程度にしておくのがよい．

　Table は情報量が多く正確なので，論文向きである．基本的に論文は情報が正確かつ充分に出されていて，論文の結論を根拠づけられることが求められる．標本患者の記述や多変量解析の結果などは，Table のほうが見やすい．

　一方で，Table ではなくあえて Figure を選ぶときというのは，変化や比較をきちんと表現したいときである．あるいはフローチャートのように，研究デザインも Figure にすると一見してわかりやすくなっていてよい．ほかにはカプランマイヤー曲線も Figure を使う必要がある．学会のプレゼンテーションなどでは，Figure を多く使って視覚的に訴えたほうが短時間でわかりやすくメッセージが強くなる．

　図 7.4 のように発生率がどれくらいかというのを正確に表すときは，棒グラフなどの Figure より情報量も多い Table が適している．

　図 7.5 はアスピリン服用群と非服用群で，どのような心血管イベントが，どれくらい起きているかというのを，2 群間に分けた表である．単なる比率（％）だ

BES versus EES

Subgroups	N (BES/EES)		H.R. 95% CI.	P	Interaction P
Diabetic Status					
Diabetes	(745/740)		0.89 (0.57-1.38)	0.59	0.36
Non-diabetes	(872/878)		1.23 (0.72-2.12)	0.46	
Insulin use					
DM insulin	(166/172)		0.61 (0.27-1.33)	0.22	0.26
DM non-insulin	(579/568)		1.05 (0.62-1.81)	0.85	
Elderly					
Age >= 75 years	(496/548)		1.11 (0.57-2.14)	0.76	0.74
Age < 75 years	(1121/1070)		0.97 (0.65-1.45)	0.89	
Hemodialysis					
Yes	(105/84)		0.6 (0.28-1.28)	0.19	0.16
No	(1512/1534)		1.1 (0.75-1.61)	0.64	
Multivessel PCI					
Yes	(207/184)		1.08 (0.5-2.39)	0.84	0.84
No	(1410/1434)		0.99 (0.68-1.45)	0.96	

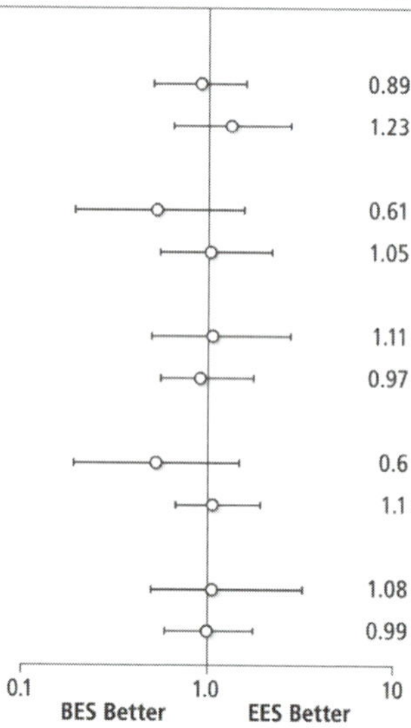

0.1　BES Better　1.0　EES Better　10

(Natsuaki M. *J Am Coll Cardiol*. 2013;62:181-90)

図7.8 グラフと表の両方を使ったFigureの例②
変数によってはforest plotと表で示すのも有効的である

けでなく，観察期間を加味した発生率（incidence）も同時に提示している．

　多変量解析の結果を提示する際には，図7.6のように片方に単変量解析の結果を提示しておいて，多変量解析の結果をもう片方に出すという形で比較できる表をつくることもある．

　図7.7はカプランマイヤー曲線に数字を合わせたものである．視覚的なメッセージだけでなく，どの時点で，どのくらいのコホート数が残っていて，イベントがどのくらい発生しているのか，というような情報が欲しい場合は，このように数字も図も両方提示するのがよく，最近多くの論文誌ではこのような形のカプランマイヤー曲線を好む（累積イベント数や発生率も併記することが増えている）．

　サブグループの解析の結果は，図7.8のようにforest plotとして表現することが多く，右側の表だけよりも，図がつくことで視覚的にもわかりやすくなっている．

サブグループ解析

　サブグループ解析はよく行われる．左ページ図 7.8 は実際に筆者が解析した冠動脈疾患の患者で 2 種類の冠動脈ステントのどちらが血行再建術が低くなるかどうかの研究（主解析は新しいステントが従来のステントよりも非劣性であることを確かめる試験）結果である．このようにサブグループ解析として，事前に設定したサブグループ（この場合は糖尿病の有無や 75 歳以上か未満かなど）に分けて解析を行うことがある．本来は全体集団で有意差があったうえで，サブグループ解析を行い，交互作用（interaction）に有意差があって初めて，あるサブグループで効果がある，効果がない，と言えるのであるが，fun to see として，このような探索的な解析はよく行われる．

Topic

マーカー研究と診断特性

I. マーカー研究

マーカーには
① 測定時点における疾患の存在を予測するもの（Disease Marker）
② 未来のイベントの起こりやすさを予測するもの（Event Marker）
③ ① と ② 両方の役割を有するもの（Disease Marker & Event Marker）
の 3 種類がある（表1）.

表1 マーカーの種類と役割

マーカーの種類	役割	マーカー例
Disease Marker	疾患の存在を予測する	Troponin T
Event Marker	未来のイベントの起こりやすさを予測する	hsCRP
Disease Marker & Event Marker	上記 2 つの役割両方を併せ持つ	BNP

疾患の存在を予測するのは Disease Marker である．救急現場では Troponin T などが用いられる．未来のイベントの起こりやすさを予測するというのは Event Marker で，hsCRP などがそれに当たる．

Disease Marker & Event Marker という両方の作用があるマーカーがあり，例えば BNP は，今現在心不全であることを予測することがある一方で，数値が高い人は近い将来再入院を起こすことがあると予測もできる．

マーカー研究で大切なのは

　　何の目的でそのマーカーを臨床現場で利用しようとしているのか

である．それによって統計解析が異なる．将来のイベントの起こりやすさを予測するのに，疾患の存在を予測する Disease Marker 向けの解析だけをしてはいけないし，疾患の存在を予測するのに，Event Marker 向けの解析をしてもいけない．

しかしこの使い分けは実際には難しく，常に病態生理や臨床現場の文脈が大切になってくる．臨床現場を知らずして，データ解析だけをやってもうまくいかない．臨床の文脈で Disease Marker か Event Marker のどちらを使うべきかを選ぶ．

マーカーの必要条件を3つ挙げる．

① 病態生理学的に裏付けられていること

　　従って臨床研究においても，病態生理学などの知識が重要になってくる．

② 疾患の存在もしくは未来のイベントの発生と関連していること

　　マーカーが，単に他のマーカー（既往や通常の血液検査など）と関連しているだけで終わるものでは意味がない．

③ 従来の方法よりも優れていること

　　新しいマーカーを見つけ，疾患の存在や未来のイベントと何らかの関係はありそうでも，診断特性は劣っているし，侵襲度は高いし，適用できる患者の範囲は広がらず，費用がかかるのでは，新マーカーとしての価値はない．例えば患者を見たらパッと男性か女性かがわかるにもかかわらず，遺伝子をとってきて染色体を調べるかというと，普通はしない．もし何か新しいマーカーを見つけた場合，従来利用されていた指標やマーカーよりも診断特性が高い，侵襲度が低くなっている，適用範囲が広がっている，費用が下がる等の

表2 マーカー開発の流れ

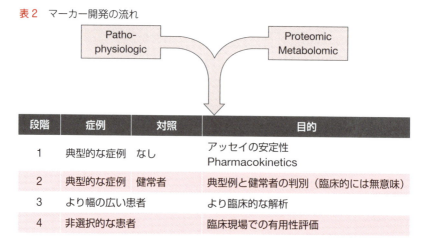

Something New がなければ，論文を出してもマーカーとしては認められない．

また，単なる置き換えや中間生成物をマーカーとしている論文を時々見掛けるが，掲載されているのは一流と言われる論文誌ではない．

基本的にマーカーの開発は，例えば心臓からナトリウム利尿ペプチドが見つかったとか，あるいは分泌されているなどの病態生理学（Pathophysiologic）が最初にある．最近の流行は Proteomic と Metabolomic であり，いろいろなタンパク質や分子を総合的に分析して，違いを見つけるというような研究である．続いて典型的な症例でアッセイが安定しているかどうかを評価する．さらに典型的な症例と健常者を比較して，判別が可能かどうか，また臨床的に意味のある判別となるかどうか等を経て，合併症のある患者や非選択的な患者で広く有用性を評価する（表2）．

2. 診断特性

図1はわれわれが普段使う様々なマーカーについて，値を横軸（x軸），人数（頻度）を縦軸（y軸）に表したグラフである．本当にターゲットとしている疾患のある人もしくは将来ターゲットとなるイベントを起こす人を「患者群」，疾患の

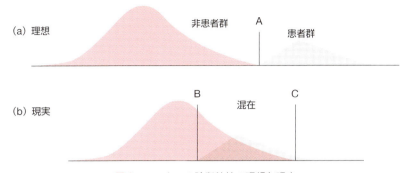

図1 マーカーの診断特性の理想と現実
患者群と非患者群を A で明確に分けられれば理想（a）だが，実臨床では両者が混在する領域 B–C が必ずある（b）

ない人もしくは将来イベントを起こさない人を「非患者群」とすると，2つの分布が現れる．

このマーカーを使って，(a) のようにAという閾値を選別点として，非患者群と患者群を完全に仕分けること（閾値より高い人は患者群，低い人は非患者群と判別）ができれば簡単かつ明確に両者を分類できて理想であるが，実臨床ではそんな都合のいいことは起こらない．(b) の B–C 間で表されるように，患者群と非患者群が混在する領域が必ず存在する．しかし，おそらくマーカーがないよりはあるほうが判別できそうなので，診断特性の解析を行い，最適な選別点（カットオフポイント）を見つけると臨床的に有用である．

では，現実の B–C 間でどこを選別点とすればよいか？

ある値を選別点（α）としたとき（図2），そこより左を正常（陰性）と判断することになるが，正常と判断した中には本当は異常であるにもかかわらず正常と判断された「偽陰性」が存在することになる（図2の ■ の部分）．同様に選別点より右で，異常（陽性）と判断した中にも本当は正常である「偽陽性」が存在する（図の ■ の部分）．なお図2の ■ の部分は正常を正しく判断した「真陰性」で，■ の部分は異常を正しく判断した「真陽性」である．

マーカーとしては，できるだけ ■ 真陽性を大きくして ■ 偽陽性を小さく（＝感度を高く）し，同時に真陰性 ■ を大きくして偽陰性 ■ が小さく（＝特異度を高く）なるところを選別点としたい．

Topic マーカー研究と診断特性

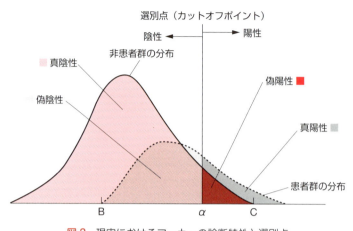

図2 現実におけるマーカーの診断特性と選別点
選別点をどこにするかで真陰性，真陽性，偽陰性，偽陽性の数（割合）が変わる

例えばある Disease Marker について横断研究を行い，マーカーと同時に Gold Standard となる検査を行い，**表3** のような結果を得た．感度 $=\dfrac{検査陽性}{疾患あり}$ なので $\dfrac{244}{447}=55\%$. 逆に特異度 $=\dfrac{検査陰性}{疾患なし}$ だから $\dfrac{892}{1053}=85\%$. 陽性的中率 $=\dfrac{疾患あり}{検査陽性}$ なので $\dfrac{244}{405}=60\%$，陰性的中率 $=\dfrac{疾患なし}{検査陰性}$ だから $\dfrac{892}{1095}=81\%$ となる．

Gold Standard とは，すべてのお金や債券の価値を金（Gold）と比べて価値のよりどころとする（金本位制，本来の意味の Gold Standard）ように，最も基準となる判定（診断）法のことである．例えば冠動脈疾患における冠動脈造影検査や，胃癌の診断における内視鏡下での生検が相当する．

図2のα（選別点）の位置を変えて右に移動させると，本当に疾患がある患者数447人と，疾患がない患者数が1053という値は変わらないが，検査陽性となる標本数が小さくなり，最も右端だと0人になるし，逆にどんどん左に移動させると，1500人全員が陽性になることも可能である（**表4**）．同様に陰性も0人から1500人に変えることができる．つまり全員が陽性になる領域と全員が陰性になる選別点がある．

表4の一番下，層1のところは，真陽性と偽陽性を足して全員が陽性．反対に，上の層11は全員が陰性になるところである．

2. 診断特性

表3 あるマーカーの，ある選別点（α）での診断特性

	検査陽性 X≧α	検査陰性 X<α	計
疾患あり	244	203	447
疾患なし	161	892	1053
計	405	1095	1500

$$感度 = \frac{検査陽性}{疾患あり} = \frac{244}{447} = 55\%$$

$$特異度 = \frac{検査陰性}{疾患なし} = \frac{892}{1053} = 85\%$$

$$陽性的中率 = \frac{疾患あり}{検査陽性} = \frac{244}{405} = 60\%$$

$$陰性的中率 = \frac{疾患なし}{検査陰性} = \frac{892}{1095} = 81\%$$

表4 選別点を動かした際のそれぞれの点での診断特性

	検査陽性 X≧α	検査陰性 X<α	計
疾患あり	真陽性	偽陰性	447
疾患なし	偽陽性	真陰性	1053
計	0-1500	0-1500	1500

層	感度	特異度	真陽性	偽陽性	偽陰性	真陰性
11	0	1	0	0	447	1053
10	0.0089	1	4	0	443	1053
9	0.0694	0.9962	31	4	416	1049
8	0.2461	0.9763	110	25	337	1028
7	0.5459	0.8471	244	161	203	892
6	0.8479	0.5318	379	493	68	560
5	0.9732	0.2279	435	813	12	240
4	0.9978	0.0779	446	971	1	82
3	1	0.019	447	1033	0	20
2	1	0.0038	447	1049	0	4
1	1	0	447	1053	0	0

このαを順番に変えてゆく（層を 11 から 1 まで下げていく）ことで，感度は 0 から 1 まで上がり，特異度は 1 からスタートして 0 まで下がっていく．先ほどの表 3 は 7 層の部分を取って，感度 55% で特異度 85% のところを表していた．

3. ROC 曲線

前ページ表 4 の「感度」を縦軸に，「1 から特異度を引いた値（偽陽性率＝疾患がないのに陽性になる率）」を横軸にそれぞれプロットしていくと，図 3 のような弧を描くカーブが得られる．このカーブを ROC 曲線と言う．

ROC は Receiver Operating Characteristic（受信者操作特性）の略である．統計の用語なのになぜ Receiver が使われているか？ もとは戦場における信号傍受の技術であり，多くの雑音の中から敵機の存在を示す信号を適切に検出するための方法として開発されたものだからである．昔のラジオでは，感度を高めると音は大きく聞こえるけれど雑音もザーザー聞こえて聞き取りづらく，感度を下げるとザーザー音は減るけれど聞きたい音も小さくなる．聞きたい音（Signal）と雑

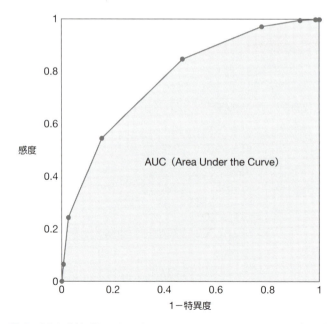

図 3 ROC 曲線（Receiver Operating Characteristics Curve）の例

3. ROC曲線

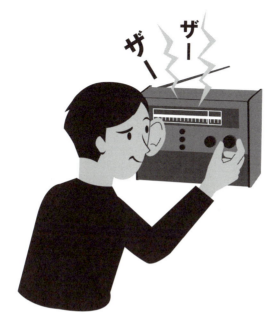

S/N比の良いところ（聞きやすいところ）を選ぶという点で，ROCの原理は昔のラジオと一緒

音（Noise）のバランス（S/N比）の良さそうなところを自分で選んでいた．診断特性でも，αを変えて聞きやすいところを選ぶという点で，ラジオと同じである．

このROC曲線の下の部分をArea Under the Curve（AUC）と呼ぶ（図3の薄く色のついた部分）．AUCの最大値は1（1×1の正方形）．AUCが高ければ高いほど診断特性が良いマーカーである．AUCが0.8のほうが0.6より診断特性が良い．逆に診断特性が全くないと，左下から右上への直線になってAUC＝0.5（正方形を半分にした直角二等辺三角形の面積）となる．

さて，ここで考えていただきたい．AUC＝0.5の直線と，AUC＝0.2の（右下に膨らんだ）曲線とでは，どちらが診断特性が良いであろうか？

数値で見れば0.5のほうが良い値なのだが，じつは0.2のほうが診断特性が良いと言える．右下に膨らむAUC＝0.2は，正常と異常の基準を入れ替えたら0.8になるからである．グラフでいうと，おおよそAUC＝0.5の直線（正方形の対角線）でペタンと折り返した位置に移る（図4）．心筋梗塞を例にすると，本当は心

151

Topic マーカー研究と診断特性

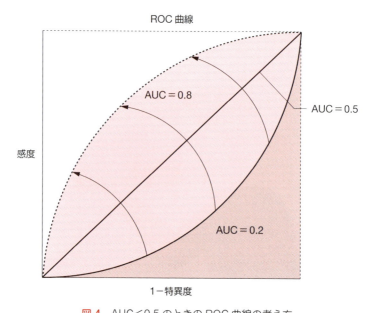

図4 AUC＜0.5のときのROC曲線の考え方
AUC＝0.2の曲線（実線）はAUC＝0.5の直線で折り曲げるとAUC＝0.8の曲線（破線）と重なり合う

筋梗塞なのに「あなた，心筋梗塞ではないね」と診断し，次の患者も心筋梗塞なのに「あなた，心筋梗塞ではないね」と診断し，その次の患者も心筋梗塞なのに「あなた，心筋梗塞ではないね」と診断し，…，を繰り返して心筋梗塞の人を心筋梗塞でないと逆に分類（そしてその反対も逆に診断）しているのが，AUC＜0.5のROC曲線なのである（これをmisclassificationと言う）．

筆者の経験では，ちゃんと研究をデザインしたにもかかわらず，AUCが0.5を切ったらそれは100％データ定義のエラーか入力間違いである．従って，その場合はひっくり返した値が本来の値になる．

4. 選別点（カットオフポイント）の設定

大多数の臨床研究の論文では，選別点を以下の2通りのやり方（①か②）で設定している．

① 左上と右下に直線を引いて，その直線とROC曲線の交点（**図5**）

4. 選別点（カットオフポイント）の設定

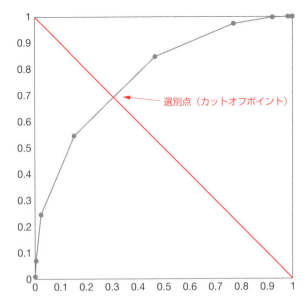

図 5 多くの論文で用いられている適切でない選別点の設定方法 ①
左上と右下を結んだ直線と ROC 曲線との交点を選別点とする方法

② 右斜め 45°の直線を左上の角から徐々に右下に下げてきて，その直線が最初に ROC 曲線と交わったときの交点（**図 6**）

① のやり方は感度＝特異度となる点を見いだす方法であり，② のやりかたは感度＋特異度が最大になる方法である．

どちらのやり方も，工業分野などで，製品の出荷前に不良品を選別する際に製品のロス（偽陽性，出荷前に正規品を破棄）と，クレーム処理（偽陰性，出荷後に不良品あり）の数のバランスを取るために用いられた方法である．

臨床医学の場合は ①② どちらの方法もほとんど意味がない．臨床的な文脈で正当化できないからである．

例えば救急外来で，交通事故患者の頸椎損傷を簡便に診断する検査法の導入に当たって，「感度 85％＝特異度 85％」や「感度 82％＋特異度 93％ が最大」が認められるわけがない．臨床的に頸椎損傷の見逃し率を 5％ 未満（?）にしなければ，医療水準として成り立たない．であれば，特異度にかかわらず，感度が 95％ 以上の点を選別点（カットオフポイント）にするしかないのである．もちろん見逃し率の適否や費用対効果性など検討する課題は多い．しかし工業的なやりかたをそ

153

Topic マーカー研究と診断特性

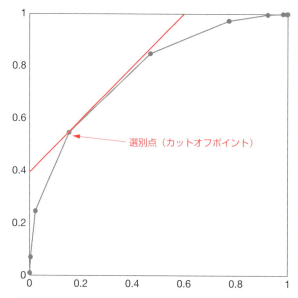

図6　多くの論文で用いられている適切でない選別点の設定方法 ②
右斜め45°の直線を左上から下げてきてROC曲線と最初に交わったところを選別点とする方法

のまま踏襲するのは適切ではない．

5. マーカー研究のデザイン

　ある研究で，Disease Markerが陽性になりそうな標本集団にDisease Marker検査を実施し，90人が陽性であった．一緒に測定した10人が陰性であった．その100人に対してGold Standardとなる検査を行い，疾患ありが82人，疾患なしが18人であった（図7）．

　これを2×2表で表現すると表5のようになった．疾患ありが82人いて，そのうち80人が陽性であったため，感度は $\frac{80}{82} = 98\%$ であった．

　「すごい感度！　このマーカーは感度98%ですよ‼」

　大喜びであるが，じつはこれは研究方法に誤りがある．

　このやり方の問題点は，研究で評価すべきDisease Markerで，先に標本集団をスクリーニング（実際には，陽性になりそうな集団を選択）してしまい，マー

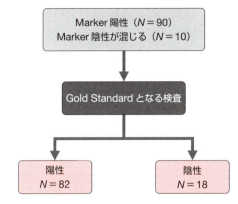

図7 ある Disease Marker 検査の流れ図と測定結果

表5 図7のマーカー検査結果を表した 2×2 表

	Marker 陽性	Marker 陰性	計
疾患あり	80	2	82
疾患なし	10	8	18
計	90	10	100

$$感度 = \frac{80}{82} = 98\%$$

$$特異度 = \frac{8}{18} = 44\%$$

カー陰性となる標本集団の多くが除外されてしまったところにある．本来はマーカー検査の対象となるような標本集団全員に，マーカー検査と Gold Standard となる検査を両方実施しなければならなかった．まず Gold Standard となる検査を行い，疾患がある人／ない人を調べる．次に，その全員についてマーカー検査を実施して，陽性，陰性を評価するのが正しいやり方である（図8）．

先ほどの悪いデザインは，先にマーカー検査をやってマーカー陽性の標本を集め（もしくは陽性になりそうな標本を選択して），ごく一部陰性の人を混ぜたことである．なぜこういうことをするのか？ 陰性の標本が全くないと特異度を計算できないため，恣意的にマーカー陰性の標本を混ぜるのである．この例もそのような理由であったと思われる．これは 5.1 節「研究デザインの概念」（p.85）で記載した，標本患者集団の採用を 2 つの異なる条件で行っていることに該当する．

Topic マーカー研究と診断特性

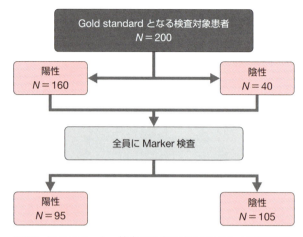

図8 図7のマーカー検査の本来の流れ図と正しい測定結果

違う採用基準で異なる背景集団の標本を混ぜれば，どのような結果でも出せる．よくよく考えれば明らかにサンプリングの操作であるが，こういうのはあまり気付かれにくい．結果として，マーカーの開発企業が喜ぶような研究結果などすぐ出せてしまう．適切な標本患者集団を正しくシンプルに収集して，フェアに測定することを忘れてはならない．

正しく標本患者集団を集めた結果，表6のようになった．感度50％，特異度63％で，それほど驚くほどのマーカーではないことが判明した．しかし同じデータでも，マーカーで最初にスクリーニングすることで感度98％がはじき出せる．

診断特性の研究をするときは，基本的にはGold Standardとなる検査の対象と

表6 正しい2×2表と感度，特異度

	Marker陽性	Marker陰性	計
疾患あり	80	80	160
疾患なし	15	25	40
計	95	105	200

$$感度 = \frac{80}{160} = 50\%$$

$$特異度 = \frac{25}{40} = 63\%$$

なる標本集団全員に対して，Gold Standard となる検査とマーカー検査の両方をする．デザインの段階できちんとチェックしておくべき大切な事項である．

もし，将来のイベントの発生を予測する Event Marker を評価したいのであれば，適切な方法（ROC 曲線でもよい）で閾値を設定したうえで，コホート研究などを実施して分析する必要がある．

最後に，もう1つ大事なことがある．ある研究で得られた選別点（カットオフポイント）が，他の施設や新しい環境，別の患者でも同じように適切な選別点であることは，極めてまれである．このような推定値は，研究を行った標本のデータにフィットしすぎていることを勘案して，必ず他のデータで検証することを忘れてはならない．

● お わ り に ●

　前著『査読者が教える 採用される医学論文の書き方』を書いた際に，もうこの手の書籍の執筆はしないことにした．普段の臨床研究の教育や実際の運営，統計解析，論文執筆などで，常に時間が足りなくてアップアップしており，これ以上時間は絞り出せないので「もう書かない」と決めたはずである．ところが，前著を担当した中山書店企画室の北原裕一氏が，2年ほどかけて，各地で筆者が講師を務める臨床研究ワークショップに日参し，本は書かなくてもいいけれど，ワークショップの講義をまとめる形で作成して欲しい，ということでこのような形にまとめるに至った．前言撤回のつもりではない，と今でも信じている．

　まとめてみると，普段のワークショップでは時間の関係で省略していたことなどが，若干補足できたりしたので，ワークショップの参加者には復習の教材にはなるのではないかと思う．もちろん普段から本当はまだまだ言いたい（しかし書きたくはない）ことはあるのだが，初学者に最初から多くのことを伝えると，たいていは消化不良になるので，内容は厳選したほうがいいというのが教育の鉄則である．また本書を超える内容は，実際の研究を題材に理論と現実の狭間で議論するほうが勉強になるであろう．筆者が開催している臨床研究ワークショップでは，数日かけて仮想の研究をシミュレーションしてもらい，その仮想の研究を幹として多くの議論を通じて枝葉をつけていく．実に勉強になると自負している．

　2002年に米国ハーバード大学公衆衛生大学院を修了して，帰国後3年ほど，聖路加ライフサイエンス研究所が主催する臨床研究ワークショップを，日野原重明先生，福井次矢先生の下で担当した．ハーバード大学の恩師を順に招聘し，1年目は東京で1泊2日，2年目と3年目は軽井沢において3泊4日で実施した．軽井沢でのワークショップからは参加者が実際に解析を行う参加型にした．そのときハーバード大学の恩師に言われたのが，「Takeshi，我々が一生懸命に教えても，恐らく参加者のほとんどは半分も理解していない．なぜなら，英語でやるからだ．Takeshi，これは君の仕事だ．必要なことはすべて君に教えた．これからは君が日本語で日本の臨床医に臨床研究を教えるべきだ」であった．2005年からは京大の

おわりに

循環器内科で，月に2回程度，病棟業務が落ち着いた夜に統計の授業を始めた．これは今でも続いている．そして，2008年からは琉球大学が文部科学省大学改革推進事業「地域医療等社会的ニーズに対応した質の高い医療人養成推進プログラム」に採択されたのをきっかけに，夏に1週間の臨床研究ワークショップを行うこととなり，今年（2017年）で10年目となる．この10年，琉球大学だけではなく，いろいろな病院や学会，地方自治体単位で臨床研究ワークショップを開催することになり，嬉しい反面，日程調整が困難になってきた．本書はこれらの臨床研究ワークショップの産物でもある．

「はじめに」でも書いたが，臨床研究ワークショップの中心は，講義時間の数倍の時間が費やされるハンズオンやディスカッション，課題作成などの実習である．そしてその実習を通じた参加者とのやり取りから，筆者もまた勉強してきた．これまでの臨床研究ワークショップに参加し，筆者に貴重な質問やフィードバックを与えてくれたすべての参加者に感謝したい．

筆者の臨床研究のスキルはハーバード大学公衆衛生大学院のE Francis Cook先生，E John Orav先生，Nancy R Cook先生，Thomas H Lee先生，Milton C Weinstein先生，David W Bates先生の薫陶のお陰です．今でもここに記載の先生方から教えていただくことがあります．

過去10年にわたり，臨床研究ワークショップを一緒に主催してきた琉球大学 植田真一郎先生には，本当に貴重な機会をいただきました．この場を借りてお礼申し上げます．熊本大学 小川久雄先生（現国立循環器病研究センター），奈良県立医科大学 斎藤能彦先生，京都大学 木村剛先生とは，これまで多くの臨床研究を一緒に実施させていただき，本当に多くの経験を得ることができました．1つひとつの研究について，ロジックを構築し，トラブルを解決することはかけがえのない実践力になりました．最後に，臨床研究ワークショップの実施では常にお世話になっている，兵庫医科大学 作間未織先生，臨床評価研究所 大鳥居麻希子さん，その他大勢の関係者に感謝の意を表して，筆を置きたいと思います．

2017年2月

東京に向かう新幹線の車中で

森本　剛

● 索　引 ●

あ　行

アウトカム　126
閾値　13
イベント評価委員会　132
インフォームド・コンセント　123
後ろ向きコホート研究　88
エンドポイント　126
横断研究　86
オッズ比　72

か　行

介入研究　100
片側検定　61
カットオフポイント　153
カプランマイヤー曲線　91, 142
観察研究　100
帰無仮説　54
競合リスク　81
傾向スコア　83
ケースシリーズ　110
欠損値　12, 38, 39
研究計画書　111
研究デザイン　85, 120
　——の種類　99
検定　54
交絡因子　74
コックス比例ハザードモデル　79
コホート研究　88

さ　行

最頻値　10
サブグループ解析　143
サンプルサイズ計算　93
閾値　13
四分値（四分位）　12
ジャガイモがシャンプー売り場に置いて
　あるような研究計画書　115
受信者操作特性　150
順序変数　13
症例対照研究　96
症例報告　110
診断特性　147
信頼区間　69
推定　53
正規分布　11, 64
生存解析　90
線形回帰モデル　78
　多変量——　82
選別点　153
層別化解析　78

た　行

代表値　9, 54
多重比較　80
多変量解析　78
　——教　6, 21
多変量コックス比例ハザードモデル　82
多変量線形回帰モデル　81

索引

多変量モデル　78, 81
多変量ロジスティック回帰モデル　82
ダミーコード化　23
中央値　9
適格基準　121
データクリーニング　40
データセット　30
同等性試験　94
独立データモニタリング委員会　132
とにかくやってしまうベスト3　6

な行

入力規則　42

は行

背景患者集団　85
ハザード比　72
外れ値　12
判定・評価　101
ヒストリカルコホート研究　88
人を対象とする医学系研究に関する倫理
　指針　30, 112, 127
　──ガイダンス　115, 124
評価のタイミング　104
標準誤差　18
標準偏差　17
標本患者集団　85, 135
標本分散　17
非劣性試験　94, 95
不偏分散　17
プロトコル　111

分散　16
平均値±SE 教　6, 20
偏差値　18
変数　7
　──の種類　8
補完　39
母集団　85

ま行

前向きコホート研究　88
マーカー　144
マッチング　77
みなし解釈　38
名義変数　13

や行

有意　55
優越性試験　94
有害事象　127
要約観察値　56

ら行

ランダム化比較対照試験　91
利益相反　129
両側検定　61
倫理審査　122
連続変数　9
　──教　6, 9
　──の検定方法　67
ロジスティック回帰モデル　79
　多変量──　81

欧数字

AUC（Area Under the Curve）　151　　ANOVA　67

索引

Bonferroni 法　80
Case Control Study　96
Cohort Study　88
COI（Conflict of Interest）　129
Cross-sectional Study　86
Disease Marker　145
EDC（Electronic Data Capture）　38
Event Marker　145
Gold Standard　148
HR（hazard ratio）　72
imputation　39, 40
Kaplan-Meier 曲線　91
Kruskal-Wallis 検定　67
Microsoft Access　44
Microsoft Excel　30, 49
misclassification　152

one-tailed test　61
OR（odds ratio）　72
p 値　54, 62
propensity score　83
RCT（Randomized Controlled Trial）　91
ROC 曲線　150
SD（standard deviation）　17
SE（standard error）　18
t 検定　57, 59
two-tailed test　61
Wilcoxon rank sum 検定　67
Z 値　56
χ^2 検定　58, 64
2 元変数　14

著者略歴

森本　剛 (もりもと・たけし)

平成 7 (1995) 年　京都大学医学部 卒業
京都大学医学部附属病院総合診療部，市立舞鶴市民病院内科，国立京都病院総合内科，Brigham and Women's 病院総合診療科を経て
平成 14 (2002) 年　Harvard 大学公衆衛生大学院公衆衛生修士課程 修了
平成 16 (2004) 年　京都大学大学院医学研究科内科系専攻博士課程 修了
　　　　同年　京都大学医学部附属病院総合診療科 助手
平成 17 (2005) 年　京都大学大学院医学研究科医学教育推進センター 講師
平成 20 (2008) 年　慶應義塾大学大学院経営管理研究科科目履修生 修了
平成 23 (2011) 年　近畿大学医学部救急総合診療センター 教授
平成 25 (2013) 年　兵庫医科大学内科学総合診療科 教授
平成 26 (2014) 年　兵庫医科大学臨床疫学 教授

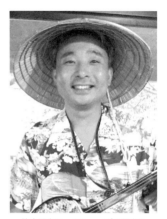

臨床研究ワークショップで得意の三線を披露する著者（沖縄にて）

中山書店の出版物に関する情報は，小社サポートページを御覧ください．
https://www.nakayamashoten.jp/support.html

査読者が教える
医学論文のための研究デザインと統計解析

2017年4月5日　初版第1刷発行ⓒ　〔検印省略〕

著　　者	森本　剛
発 行 者	平田　直
発 行 所	株式会社 中山書店 〒112-0006　東京都文京区小日向4-2-6 TEL 03-3813-1100（代表） 振替 00130-5-196565 https://www.nakayamashoten.jp/
装　　丁	臼井弘志（公和図書デザイン室）
本文イラスト	広末圭伊子
印刷・製本	中央印刷株式会社

ISBN978-4-521-74508-4
Published by Nakayama Shoten Co., Ltd.　　　　　　Printed in Japan
落丁・乱丁の場合はお取り替え致します

- 本書の複製権・上映権・譲渡権・公衆送信権（送信可能化権を含む）は株式会社中山書店が保有します．

- **JCOPY** ＜(社)出版者著作権管理機構　委託出版物＞
  本書の無断複写は著作権法上での例外を除き禁じられています．複写される場合は，そのつど事前に，(社)出版者著作権管理機構（電話 03-3513-6969，FAX 03-3513-6979, e-mail: info@jcopy.or.jp）の許諾を得てください．

- 本書をスキャン・デジタルデータ化するなどの複製を無許諾で行う行為は，著作権法上での限られた例外（「私的使用のための複製」など）を除き著作権法違反となります．なお，大学・病院・企業などにおいて，内部的に業務上使用する目的で上記の行為を行うことは，私的使用には該当せず違法です．また私的使用のためであっても，代行業者等の第三者に依頼して使用する本人以外の者が上記の行為を行うことは違法です．

だからあなたの論文は採用されない???
論文のブラッシュアップの手法をネタバレ覚悟で紹介！

査読者が教える 採用される医学論文の書き方

著◉森本 剛

CONTENTS

第I部　採用される論文の書き方

- 1章　論文執筆の前提
  - 1.1　前提
  - 1.2　論文の構造
  - 1.3　さあ書き始めよう
- 2章　論文の構成と書き方
  - 2.1　論文の構成要素と執筆順序
  - 2.2　Table（表）とFigure（図）
  - 2.3　Methods（方法）
  - 2.4　Results（結果）
  - 2.5　統計指標
  - 2.6　Abstract（抄録）
  - 2.7　Introduction（緒言）
  - 2.8　Discussion（考察）
  - 2.9　Reference（引用）
  - 2.10　Acknowledgement（謝辞）
  - 2.11　Conflict of Interest（利益相反）
  - 2.12　Title（表題）
- 3章　文章構成
  - 3.1　基本的な文章構成
  - 3.2　センテンスとパラグラフ
  - 3.3　日本人研究者の論文の特徴
  - 3.4　英語の掟
  - 3.5　英語のtips
- 4章　投稿と査読
  - 4.1　Authorship（著者の資格）
  - 4.2　投稿先（ターゲットジャーナル）の決定
  - 4.3　投稿の仕方
  - 4.4　"Not acceptable for publication in its present form…"はチャンス！
  - 4.5　"Statistical Reviewer"はビッグチャンス！
  - 4.6　Rejection（却下）となったら
  - 4.7　Rejectionだが姉妹誌に推薦されたら
  - 4.8　査読者が困る論文
  - 4.9　書き方に関する論文のRejection（却下）理由

第II部　論文 Before & After

- 1編　不必要な言葉はいらない／同じ意味の言葉は続けない／用語は統一する
- 2編　方法はMethodsへ／結果はResultsへ／解釈はDiscussionへ
- 3編　受動態より能動態を使う／%は分子分母も併記する
- 4編　表現は明確に／結論は結果から導き出される主たるメッセージ
- 5編　「何を言いたいのか」が不明な記述をしない／具体的な数字を入れる

論文をチェックする立場にある著者が、初心者が陥るダメなポイントを指摘し、アクセプトされるための重要ポイントを解説する。ダメ原稿を添削し、ブラッシュアップの手法を紹介。

菊判／並製／200頁
定価（本体2,800円＋税）
ISBN978-4-521-73701-0

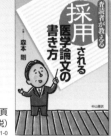

中山書店　〒112-0006 東京都文京区小日向4-2-6　TEL 03-3813-1100　FAX 03-3816-1015
https://www.nakayamashoten.jp/